各种食物的营养特点

Nutritional characteristics of various foods

曾庆斯编著

各种食物的营养特点

前言

不同食物，有营养的共性，也有各自的特点，而后者往往是人们所关心的。

本书对每种食物，先介绍一般营养数据，供参考比较；再谈特殊成分，对健康的影响及注意事项。

开始篇"食物营养概论"，谈三大营养素，维生素，矿物质，食物中常有的特殊成分等，是为随后谈各种食物打下基础并方便参考，不必重复解释每种成分。除"三大营养素"外，有关章节均选自拙著《保健品的科学及其它》第四版。

营养数据主要根据**美国农业部 USDA** 等资料，营养特征则兼顾中英文资料。华人为主的某些食物，英文资料较缺乏，更多地采自中文资料。**一般选用生的（未煮熟或加工）食物，100 克为计算单位，除非另外指明。**不同来源报道，以及同一食物因时地不同，营养数据有差异，甚至很大差异，不足为怪，仅供参考。

不少华人希望知道，按中医传统理论，各种食物的归属性味及功能主治，亦附于此供参考。

书末附"索引"，使查找各种食物更方便。

本书涉及内容庞杂，错漏难免，诚请 高明指正。

目　录

食物营养概论

三大营养素　　　　　　　　　　7

维生素（一）　　　　　　　　　21

维生素（二）　　　　　　　　　31

大矿物质　　　　　　　　　　　35

微量元素　　　　　　　　　　　41

食用纤维　　　　　　　　　　　45

痛风　嘌岭　尿酸　　　　　　　48

自由基和抗氧化成分　　　　　　51

食物中的致癌成份　　　　　　　57

食物中的抗癌成分　　　　　　　64

食物营养特点各论

植物性食物

蔬菜类　　　　　　　　　　　　71

十字花科蔬菜　　　　　　　　　73

其它蔬菜　　　　　　　　　　　86

茄科食物　　99

葱类及其它　　103

蕈类　　108

海藻　　110

瓜类　　113

豆类　　120

坚果和籽仁　　134

调味料　　145

水果　　153

米麦类　　186

薯类　　196

动物性食物

肉类　　201

禽　　210

鱼类　　215

甲壳类　　230

软体动物类　　232

棘皮动物类　　237

其它　　238

食物营养概论

三大营养素

蛋白质、脂肪、糖类（碳水化合物）能提供人体所需营养和热量，是三大营养素。

蛋白质 Protein

蛋白质，是三大营养素之一，除了能提供营养，产生能量（每 1 克提供 4 仟卡，一般就写作卡），蛋白质更是细胞、组织的主要结构成分之一，皮肤、肌肉、骨骼、神经、血管、脏器，都有蛋白质参与，是谓"结构蛋白"。蛋白质又是多种酶、激素、神经介质的组成部分，促成各种消化过程、生化反应，神经传递功能，以及参与形成免疫物质，保卫人体不受病菌、病毒侵犯——是谓"功能蛋白"。

建议每日需要量是每公斤体重 0.8 克（0.8g/kg），或占每日热量 2,000 卡的 10%，约 50 克。这是基本需要量，但不要超过 35%（175 克）。

蛋白质很重要，蛋白质缺乏，会造成生长发育障碍，体质衰弱，智力低下。但摄取要适量，摄取过多，产生大量含氮的代谢产物，需要排除，会加重肾负担，尤其于肾功能不好的人；此外，含硫产物会导致骨钙流失，加重骨质疏松。

动物性食物肉类、禽、鱼含蛋白质 20～30%；植物性食物，如干的豆类、种子、坚果，含蛋白质约 10～20%，但新鲜蔬果仅 1～3%左右。

蛋白质是由許多**氨基酸**组成的高分子化合物。食物中的蛋白质经消化水解，成为由几个氨基酸连成的**肽**，再分解为氨基酸。氨基酸在小肠被吸收後，在肝及其它脏器重新合成肽或蛋白质，参与器官组织的结构和进行各种功能。在营养缺乏，糖类和脂肪代谢产能不足以维持的情况下，蛋白质也会分解产生能量来补充。

人体所需的氨基酸有 20 种，各种食物的蛋白质，所含的氨基酸不同，影响到食物的营养特点。

20 种氨基酸的其中 9 种，即赖氨酸、缬氨酸、亮氨酸、异亮氨酸、苏氨酸、苯丙氨酸、甲硫胺酸、色氨酸，及组氨酸，人体无法合成，须由食物供给，叫**必需氨基酸** Essential amino acids；其余 11 种为**非必需氨基酸** Nonessential amino acids，正常情况下，人体可以自己合成，或由其它氨基酸转变而来。

含有全部必需氨基酸的蛋白质叫**完全蛋白质** Complete proteins，动物肉、禽、水产、蛋、奶的蛋白属这一类。而除了大豆、荞麦、藜麦等少数，大多数植物蛋白都缺少一种或几种必需氨基酸，属于**不完全蛋白质** Incomplete proteins。然而，不同植物性食物配合着吃，可以互补而得到完全蛋白。

无论是完全蛋白或不完全蛋白，有些能被人体消化吸收，有些不能（例如骨头只能被狗，草只能被牛消化吸收）；又由于其组成的各个氨基酸的数量不同，消化吸收后，人体只能按照自己的需要利用其中一部分。打个比方，建屋需要砖、瓦、木材、水泥、钢筋，但要按比例，多出比例的用不上。不同蛋白质，能被消化吸收并且能被利用的比率，叫"**生物利用率**"Bioavailability。越接近人体蛋白质组成比例的动植物蛋白质，生物利用率越高。

食物蛋白质的各种氨基酸，对人体有不同的影响，例如谷氨酸对神经，亮氨酸与肌肉，甘氨酸对胶原结缔组织。下面对各种氨基酸作一简单介绍。

—— **必需氨基酸** Essential amino acids

赖氨酸 Lysine

合成多种蛋白和酶；助合成胶原；助皮肤伤口愈合。防钙流失及骨质疏松；增强注意力；促免疫，抗单纯疱疹。赖氨酸于压力 Stress 状态易缺乏。

肉、鱼、蛋、豆类、坚果含赖氨酸较多，而米麦较缺。

缬氨酸 Valine

刺激生成及修补肌肉，增强肌肉功能；血红蛋白成分；增加血糖，参与能量代谢，促生长。

肉，蛋，奶，鱼，玉米，豆类，蘑菇，花生，芝麻，菠菜，花椰菜，酪梨，无花果含量多。

亮氨酸 Leusine

促肌肉生长、修复；增胰岛素及糖原异生。抗焦躁，助睡眠，缓疼痛。

缺少亮氨酸致肌肉流失，尤其老人。

红肉，禽，鱼，蛋，奶，大豆，豆类，坚果，种子，全谷，香蕉，南瓜、蔬菜均含有。

异亮氨酸 Isoleusine

主在<u>肌肉</u>中，参与肌肉蛋白质合成，伤口修复；参与血红蛋白合成，凝血；调节血糖；去氨毒。

肉（尤其于肝），鱼、蛋、坚果，豆类，玉米，全谷均含有。

【上述缬氨酸、亮氨酸、异亮氨酸为枝链（即有侧链）氨基酸 Branched chain amino acids，与<u>肌肉</u>蛋白质合成和修补有关】

苏氨酸 Threonine

<u>转成甘氨酸和丝氨酸</u>，促成胶原及弹力纤维，<u>结缔组织</u>；维持皮肤及骨和软骨健康；维持心、肝及神经系统功能；抗脂肪肝；促免疫。

肉、奶、蛋、蘑菇、葡萄、蔬菜多，坚果、豆类也有。

苯丙胺酸 Phenylalanine

生成<u>酪氨酸</u>，进而合成脑内<u>兴奋性神经介质</u>多巴胺、肾上腺素、去甲肾上腺素，以及甲状腺素的<u>前驱物质</u>。振奋精神，增强思维和记忆，减轻疼痛，纾解抑郁，抑制食欲。

奶、肉类、坚果、豆类、种子、海藻、酪梨、无花果、全谷含量多。

甲硫氨酸（蛋氨酸）Methionine

甲硫氨酸转化成<u>胱氨酸及半胱氨酸</u>，同为<u>含硫氨基酸</u>。提供甲基 Methyl，参与多种物质合成；参与合成角蛋白，维持皮肤毛发健康；助血管生成；促进脂肪分解，护肝；保护神经组织，抗抑郁；助硒、锌吸收。

肉、蛋 、鱼、酸奶、芝麻、种子、洋葱、大蒜，（豆类较缺）。

色氨酸 Tryptophan

是血清素 Serotonin 前躯，助眠，愉悦感，抗抑郁。

鸡和火鸡，奶，蛋，香蕉，苹果，坚果，种子，全谷含量多。

组氨酸 Histidine

儿童无法自己合成。为组织胺 Histamine 前驱，于免疫、消化、性机能重要；助发育；抗压力；助解毒和防护辐射、重金属伤害。

奶、肉、鱼、米、麦、裸麦、马铃薯含量多。与维生素B 族同服效果好。

——非必需氨基酸 Nonessential amino acids

共 11 种。其中 6 种：精氨酸，半胱氨酸，甘氨酸，谷氨酰胺，脯氨酸，和酪氨酸，在特殊场合，如生病，早产，压力情况 Stress，需要额外补充，也叫条件性必需氨基酸 Conditionally essential amino acids.

精氨酸 Arginine

参与生成蛋白质；生成一氧化氮 NO 调节血管扩张，是精液的主要成分。

红肉、禽、鱼、奶，全谷，糙米，坚果，玉米，葡萄干含有精氨酸。

丙氨酸 Alanine

供能肌肉及神经；改善肌力，提升运动成绩；参与色胺酸及维生素 B6 代谢，糖原异生。

肉、鱼、蛋、乳含量多。

谷氨酸 Glutamic acid 与谷氨酰胺 Glutamine

在肌肉制造。兴奋性神经介质，与智力、行为有关，集中于丘脑及海马。参与合成 DNA，蛋白质；增强免疫；肠道能源，脑替代能源；肌力恢复。应激状态 stress、外伤时损失多。用于肌肉酸痛，外伤、术后、肝昏迷，胃酸缺乏治疗。

味精的主要成分便是谷氨酸钠。

谷类，肉，特别是脑含量丰富。

天冬氨酸 Aspartic acid 与天冬酰胺 Asparagine

助生成嘧啶，为 RNA 及 DNA 前驱；神经介质，兴奋、抗抑郁，集中于丘脑及海马；助排氨护肝，减疲劳，增耐力。

植物蛋白，尤其是发芽种子，肉、奶、蛋，全谷，豆类，菠菜，椰菜，西芹含量较多。

半胱氨酸 Cysteine

与胱氨酸、甲硫氨酸同为含硫氨基酸，由甲硫氨酸转化而来。

组成角蛋白与皮肤毛甲；阻黑色素 melanin 生成而使皮肤美白。抗氧化谷胱甘肽 Glutathione 成分，解毒，护肝，减轻辐射伤害。

禽、奶、蛋、豆类、葵花籽含量多。

胱氨酸 Cystine

两个半胱氨酸氧化成胱氨酸。主要存在皮肤，毛、甲（角蛋白）；胶原纤维结缔组织，护皮肤；促胰岛素；解毒；促白细胞增生。

肉，蛋、乳，全谷均含有。

维生素 B6、B9、B12 助利用胱氨酸，并助清除高半胱氨酸 Homocysteine。

丝氨酸 Serine

与甘氨酸互变。与胶原结缔组织，细胞膜，肌肉生长，脂肪代谢，免疫有关。

蛋、鱼、肉、大豆及豆类、花生及坚果含量多。

甘氨酸 Glycine

人体内广泛存在，自苏氨酸转来，与丝氨酸互变；主在胶原蛋白和结缔组织；助皮肤，关节；维护脑健康，助睡眠，安定，抗抑郁；缓解肌痉挛和僵直；组成谷胱甘肽抗氧化、解毒。

带皮骨肉，蛋，乳，豆，菠菜，羽衣甘蓝，西兰花，南瓜，香蕉，猕猴桃含量多。

脯氨酸 Proline

人体内广泛存在，主在胶原蛋白结缔组织。助皮肤抗老，维护关节软骨，牙釉质；助伤口愈合；加强免疫。

肉、奶、蛋，皮、蹄、筋、软骨含量丰富。

羟脯氨酸 Hydroxyrpoline

脯氨酸与维生素 C 作用产生羟脯氨酸，人体内广泛存在，主在胶原蛋白结缔组织。

【甘、脯、羟脯氨酸扭成螺旋状原纤维 fibril，再合成束的胶原纤维 Collagen，是结缔组织的主要成分】

酪氨酸 Tyrosine

可由苯丙胺酸生成。代谢和生长发育必需。为多巴胺、肾上腺素、去甲肾上腺素，及甲状腺素、黑色素前驱。与兴奋，愉悦，抗抑郁有关。

肉、蛋、乳、鱼、菠萝、香蕉，无花果含量多。

【助记忆：神经-谷苯天，皮毛-甲胱胱，肌肉-缬丙亮，胶原-（赖苏）甘脯羟】

脂肪 Fats

脂肪给人体能源消耗，每克脂肪可产热 9 仟卡，是糖类或蛋白质（各 4 仟卡）的二倍多。脂肪维持细胞的结构和机能，又帮助吸收脂溶性维生素及其它营养成分，参与制造多种重要激素。

美国食品药物管理局 FDA 建议的脂肪每日需要量为：总脂肪量 65 克（现提高至 78 克）），其中饱和脂肪应少于 20 克，即不饱和脂肪应在 45 克以上。脂肪提供的热量应占 30%。

脂肪是由各种脂肪酸与甘油形成的油性物质——**三酸甘油酯（甘油三酯）Triglyceride（TG）**，可分为**饱和脂肪**

Saturated fat 和**不饱和脂肪**Unsaturated fat。

所谓饱和脂肪，是指其脂肪酸的碳氢链中，所有的化学键都占满了，因此不容易氧化和发生化学变化，比较稳定；也使得其脂肪酸链较硬直，容易堵塞血管。含饱和脂肪多的油脂，在常温下多为凝固态。

不饱和脂肪是指其脂肪酸的碳氢链中，含有一个或几个不饱和键-CH=CH-，分别称为单不饱和脂肪酸和多不饱和脂肪酸，比较容易氧化和发生化学变化；也使脂肪酸链柔软、液化、容易弯曲，不容易沉积堵塞血管。含不饱和脂肪多的油脂，在常温下呈液态。

动物脂肪如猪油、奶油含饱和脂肪 40%以上，鱼类、禽类油脂含 20-30%，其余为不饱和脂肪。一般植物油多为不饱和脂肪，达 85%或更多。但热带植物的椰油、棕榈油、棕榈核油主要是饱和脂肪，由于其脂肪酸为中短链，在常温下呈液态（不像长链脂肪呈凝固态）。

动物脂肪除饱和脂肪外，还有**胆固醇**Cholesterol：又可分为坏胆固醇**低密度脂蛋白**LDL，及好胆固醇**高密度脂蛋白**HDL。这是因为胆固醇是油腊状物体，不溶于水，须由脂蛋白包裹才能在血液中运输。由低密度脂蛋白包裹的胆固醇较轻，容易沉积于血管，形成粥样斑块；而由高密度脂蛋白包裹的胆固醇较重，不容易沉积，甚至可以把粥样斑块冲走，所以称为好胆固醇。坏胆固醇 LDL 和三酸甘油酯的饱和脂肪一起，是造成动脉粥样硬化的元凶，又会增加得糖尿病、慢性炎症及癌症的风险。但是胆固醇的危害，主要因人体代谢障碍而由肝制造的内生性胆固醇增多，吃进去的外源性胆固醇吸收受限制，影响不大，所以美国于 2016 年 1 月颁布的饮食指南 Dietary Guidelines，取消了每日摄取 300 毫克胆固醇的上限，虽然仍不鼓励多吃高胆固醇的食物。

植物油不含胆固醇，但有**植物固醇** Phytosterol，有降低胆固醇的作用。

饱和脂肪不易酸败，保鲜效果好，口感也较佳，常用于糕点业。

<u>不饱和脂肪酸</u>可以减少三酸甘油脂及低密度脂蛋白在动脉管壁形成的粥样斑块，还可以减少血液粘稠度，改善微循环，降低血压和调整心律。不饱和脂肪酸又是生成前列腺素类 Prostaglandins（与血流调节、炎症等有关）及凝血因子的原料；也是心肌、骨骼肌的主要能量来源。

尽管不饱和脂肪酸有很多好处，可是摄取不能过量，否则会影响细胞质、脂蛋白、生长因子等的合成和代谢，以及抑制某些凝血因素，增加出血风险。此外，不饱和脂肪也一样会提供高热量，多吃不利减肥。

还有所谓 ω-3（Omega-3）**不饱和脂肪酸**，常常谈到的有三种：鱼油中富含的**二十碳五烯酸** Eicosapentaenoic acid（EPA）和**二十二碳六烯酸** Docosahexaenoic acid（DHA），以及亚麻籽油 Flaxseed oil 中的 α-亚麻酸 α-Linolenic acid（ALA）。

ω-3 除了有上述不饱和脂肪酸的各种作用外，它对<u>神经系统和视网膜</u>的发育和功能都有重要的影响。

除了 ω-3，还有 ω-6（Omega-6）**不饱和脂肪酸**，其中之一是**亚油酸** Linoleic acid。亚油酸和上述的 α-亚麻酸不能从人体制造，而必须由食物供给，称为**必需脂肪酸**

Essential acids，维持心、肝、肾、生殖、消化等生理功能。

ω-6 是个好东西，但过量 ω-6 会妨碍人体对 ω-3 的利用，促成慢性炎症、心血管病、糖尿病、关节炎等。一般认为可接受的 ω-6：ω-3 是 4:1，美国饮食往往提供过多的 ω-6，值得注意。多数植物油的 ω-6 都过多，甚至只有 ω-6 而没有 ω-3。动物油中鱼油 ω-6：ω-3 接近 1:1，最理想，其余如鸡油、猪油、牛油都只有一点点 ω-3。

另有一种**油酸** Oleic acid，是单不饱和脂肪酸，只有一个不饱和键在 ω-9（Omega-9）。它也有不饱和脂肪酸的各种功能，但它不是必需脂肪酸，可以在体内合成，有些植物油中含量较多。

糖类（碳水化合物）Carbohydrates

糖类，俗称碳水化合物，是由碳、氢、氧组成的庞大化合物群，其分子式 $C_m(H_2O)_n$，看起来像是由很多个碳 C 和水 H_2O 组成，其实与碳和水都没有关系。分子式中的 m、n 可大可小。

常见的糖类有三类：**单糖** Monosaccharides，分子式 $C_6H_{12}O_6$，如葡萄糖、果糖、半乳糖；还有五碳糖如构成 DNA 的核糖和去氧核糖，以及归为寡糖的四碳糖、三碳糖。**双糖** Disaccharides，$C_{12}H_{22}O_{11}$，由两分子单糖脱去一分子水而成，如蔗醣（葡萄糖+果糖）、麦芽糖（葡萄糖+葡萄糖）、乳糖（葡萄糖+半乳糖）。在"营养资料"Nutrition Facts 糖类 Carbohydrates 项下，单糖和双糖常被归入糖 Sugar。**多糖** Polysaccharides，是由许多单糖脱水组成的大分子，通式为 $(C_6H_{10}O_5)n$，n 往往过千。常见的有淀粉、纤维，及甲壳质等。

淀粉 Starch 由葡萄糖组成长的直链或支链，是植物的储能形式，直链淀粉比枝链淀粉难消化。于动物则形成支链的糖原，如肝糖原或肌糖原。

纤维 Fiber 有多种，如纤维素 Cellulose，由很多葡萄糖直链组成，构成植物的细胞壁；果胶 Pectin，是半乳糖的多聚体；菊粉 Inulin 则由果糖聚成。甲壳质（几丁质 Chitin）类似纤维素，由葡萄糖直链组成，但支链含有氮，为氨基葡萄糖，如虾、蟹的壳。

单糖能直接提供能量，约 4 卡/克；双糖和多糖则需要经过消化酶分解成单糖后才能被利用。葡萄糖是脑和肌肉的主要能源；果糖和半乳糖需要在肝转成葡萄糖才能氧化，多余的变成糖原或脂肪储存。经常大量摄入果糖，可能促成脂肪肝。

糖与蛋白质或脂肪结合，参与构成细胞组织，酶及其它功能。如糖脂是脑和神经的重要组成；糖蛋白参与形成细胞膜，含糖的粘蛋白是结缔组织的成分。

建议每日需要量是占每日热量的 45-65%，以 2000 卡计，是为 225-325 克。食用纤维应不少于 25 克。富含纤维的蔬果，豆类，坚果，以及奶制品是糖类的好来源。

各种食物，含糖的种类和数量不同，消化吸收入血后，血糖升高。升糖速度有快有慢，因此有所谓"**升糖指数**" Glycemic index（GI），是指吃进通常分量（不是 100 克）的某种食物后，血糖上升的速度。以葡萄糖定为 100 作基准来比较（欧美用白面包作基准），指数越高，血糖上升速度越快，但下降也快。指数高于 70 为高升糖指数，低于 55 为低升糖指数，介于中间为中升糖指数。

高升糖指数食物往往含糖量高且容易消化，如精白米（糯米最高，粳米其次，籼米相对最低，但还是高的）、白面粉、马铃薯、蜂蜜，加工食品如糖果、饼干、糕点、面包。高升糖指数食物增加胰岛素负担，对糖尿病人不利。

中升糖指数食物有糙米、全麦、意大利麪、麦片、玉米、蔗糖，以及肉、蛋、奶。

低升糖指数食物常是纤维多，含糖少，包括多数蔬菜（南瓜、甜菜除外）；水果如李、桃、樱桃、柚、苹果、葡萄、橙、橘、草莓、香蕉、芒果（但龙眼、荔枝、枣、西瓜，菠萝升糖指数高）；其它如豆类、花生、坚果、蘑菇、甘薯的升糖指数也低。

升糖指数低，血糖上升和下降平稳，不会引起胰岛素急剧升降，对健康尤其是对糖尿病人有利；也不会因血糖飙升，代谢不了转成脂肪造成肥胖，因此有助于减肥和降血脂，以及减少眼黄斑退行性变。

食物煮的时间越长，更多淀粉分解成糖，升糖指数变高。吃饭时先吃一点蔬菜或肉类，高、低升糖指数食物混着吃，适当增加豆类或坚果，可以减缓升糖速度。米饭放冷或冷冻可以产生抗性淀粉（淀粉表层变得难于消化。见下），减缓升糖速度。

升糖指数只是影响血糖上升速度，但是决定血糖水平的，是摄入的糖量。

此外，一些食物如西瓜，升糖指数高(72)，但西瓜水分多而实际含糖份少，影响血糖不大，因此有人提出"**升糖负荷**" Glycemic load，即升糖指数 x100 克食物含糖量的克数/100，低于 10 为低，高于 20 为高。西瓜升糖负荷为 4。

不少人认为，升糖指数 GI 意义更大。

抗性淀粉 Resistant starch，是指有些淀粉在胃肠不被消化酶消化，因此减缓了血糖上升速度，即升糖指数降低；它像可溶性纤维，能促进结肠蠕动，减少糖、胆固醇及毒物的吸收。它可以在结肠发酵生成气体，以及短链脂肪酸如丁酸、丙酸等，后者对结肠健康，结肠内益生菌很重要。因此抗性淀粉是好东西。

常见抗性淀粉如豆类的硬皮，全谷，玉米的外层，青香蕉，以及经过冰冻使淀粉结构发生改变的饭、面等。

100 克青香蕉（不是熟香蕉）有抗性淀粉 4.7 克，马铃薯 3.6 克，麦片 3.6 克，糙米 3.5 克，豆类 2～4 克，玉米 2 克，都是含抗性淀粉多的食物；精米、白面包因为去掉麸层，抗性淀粉便少得多；一般蔬果的抗性淀粉都少。煮熟冷冻的玉米、米饭变硬的表面，就是抗性淀粉，可是糯玉米、糯米（因为枝链淀粉多）不变硬，抗性淀粉便少。

建议食用淀粉应含 5～6% 抗性淀粉，或每餐 6 克。但很多人都达不到要求。

维生素（一）

维生素 Vitamins 大概是被人们用得最多的保健品，甚至到滥用的程度。维生素究竟起什么作用？缺乏了会得什么病？是不是摄取越多越好？滥用会有什么害处？

维生素确是因为缺乏了，引发疾病而被发现的：长期吃精米的人患了严重的脚气病，医学家从米糠中发现了第一个维生素（即 B1），把它称作"生命胺" Vitamine。后来发现了更多维生素不是胺类，因此把胺 amine 字尾 e 去掉，改称为 Vitamin，曾被译为"维他命"。

维生素是一类有机化合物，人体需要它们，但无法自己合成或合成不够，而必须体外供给。维生素不像蛋白质、糖类（碳水化合物）、脂肪三大营养素，可以产生能量以维持人体的生长发育及各器官组织的机能活动，而只是参与组成各种酶 Enzymes 来触发和促进各营养素的一系列生物化学过程以产生能量。打个比喻：三大营养素像汽油提供汽车动力，而维生素就像润滑油帮助机器运转。

目前知道的维生素有 13 种之多，可以分为两大类：水溶性维生素和脂溶性维生素。前者有维生素 B 族和维生素 C，富含于米麦粗粮、坚果、新鲜蔬菜水果，及肉、奶、蛋中，吃後容易被身体吸收利用，但很少储存，不用的就经由肾脏随尿排出，因此要经常补充。食物久存、光照、水洗、烹调可致其损失。脂溶性维生素有 A、D、E、K，含于动植物油脂中（但精制食用油中含量大减），随脂肪一起被消化吸收，用不完的可以储存起来慢慢利用，因此往往要到贮存耗尽时才会出现缺乏症状。

美国食品药物管理局 FDA 对各种维生素设定每日需要量。老幼、孕哺、素食、病痛者，要根据情况调整。

人们取得维生素的最合理、最安全的方法是均衡饮食。很多食物制品往往添加各种维生素。保健品只作为额外补充。

下面是各种维生素的概括：

水溶性维生素 包括维生素 B 族及维生素 C。

维生素 B 族：

维生素 B1（硫胺素 Thiamin）

作用：参与糖类代谢，神经传导，大脑认知和学习，胃肠功能。

日需量：1.2毫克（旧1.5毫克）。各种疾病时用量可大增。B1 在人体内有少量贮存，主要在肝、内脏和肌肉，若没有外来补充，两周内会消耗完。

缺乏症状：末梢神经炎，感觉异常，视神经病变，疲乏，无力，肌僵硬或痉挛，指趾刺痛，头痛，失眠，易激动，情绪低落，记忆困难；消化不良，腹泻，严重的可致脚气病 Beriberi， 或心力衰竭，水肿。

应用：治疗脚气病，神经炎。广泛用于辅助治疗神经精神疾病及胃肠道疾病。可能有助于改善白内障、青光眼。重体力劳动者及运动员补充 B1 以促进能量代谢。

附注：米、麦的外层含的 B1 比里内高 10 倍，吃精米容易导致 B1 缺乏，因此白米、精麵常添加 B1。饮大量汽水，食物加碱或高热都会导致 B1 损失。茶、咖啡含抗 B1 因素，因此长期大量饮用茶或咖啡，可能导致 B1 缺乏。酒精滥用会妨碍 B1 在小肠吸收及体内利用。有认为糖尿病人易缺 B1，并因此与视网膜病变、末梢神经炎等多种并发症有关。

维生素 B2（核黄素 Riboflavin）

<u>作用</u>：为身体内重要辅酶 FMN 和 FAD 的成分，参与产能及多方面代谢。参与细胞机能，生长发育，血细胞生成。维护皮肤粘膜健康。

<u>日需量</u>：1.3 毫克（旧 1.7 毫克）。肉、蛋、奶，坚果，绿叶蔬菜含有 B2；水洗、加热会损失。加工食物常加 B2。B2 遇光和紫外线容易分解破坏，B2 制剂应存放于不透光或暗色容器内。人体内肝、心、肾仅储存少量。

<u>缺乏症状</u>：皮肤粗糙，口角炎，口腔溃疡，阴囊溃疡，怕光，眼睛红痒，掉发，斑秃，贫血。

炎症、"热气"，精神压力，过度日晒等情况易致缺乏。有肝胆疾病的人，素食者，运动员，孕哺妇女也容易缺乏。

<u>应用</u>：用于上述 B2 缺乏症状，例如单纯疱疹性口角炎和口腔溃疡或生殖器溃疡。亦用于皮肤疾病，延缓老化；缓解肌肉痛；又用于白内障、青光眼；头痛、偏头痛；增强记忆，延缓失智等。有研究显示 B2 可防治偏头痛。

<u>附注</u>：服大量时尿会变黄色；个别的人会腹泻。有试验服 400 毫克/日，连续三个月以上，未见副作用。

维生素 B3 或 PP（Niacin，烟酸 Nicotinic acid，烟酰胺 Nicotinamide）

作用：是辅酶 NAD 和 NADP 的前身，后二者广泛参与体内多种代谢产能过程，因此 B3 对能量要求特别高的脑以及皮肤和胃肠尤其重要。B3 又参与 DNA 修复、类固醇激素制造等。

日需量：16 毫克（旧 20 毫克）。一般不易缺乏。

缺乏症状：头痛、疲倦、易激动、失忆、焦虑、抑郁、淡漠等神经精神症状，以及皮肤粗燥、角化、红斑，口舌炎症、恶心、腹泻。严重的导致燥皮病（玉米红斑病 Pellagra），表现 3D 症状：Dementia 痴呆、Diarrhea 腹泻、Dermatitis 皮炎，可见于恶性营养不良患者。

应用：治疗燥皮病。纠正上述缺乏 B3 的症状。用于辅助降血脂，尤其是三酸甘油脂和提升好胆固醇 HDL，需用较大剂量，要在医生指导下服用。

附注：可忍受上限 Upper tolerable intake level (UL) 为 35 毫克/日（成人），只比日需量多一倍，因此容易过量而产生副作用，但各人差异很大。过量致潮红、眩晕、激动，眼干，心跳加快，胃肠障碍，出血，肝伤害，高尿酸血症等。

维生素 B5（泛酸 Pantothenic Acid）

作 用：参与能量代谢，胆固醇合成。

日需量：5 毫克（旧 10 毫克）。新鲜动植物食物均含有，不易缺乏。

缺乏症状：疲倦，失眠，激动，抑郁，胃肠障碍。少见。

应用：常包含于复合 B（B complex）内，用于辅助防治多种疾病。

维生素 B6（吡哆醇　Pyridoxine）

作用：参与脑及神经的生长发育及多种神经介质的合成，维持神经系统及皮肤粘膜健康。

日需量：1.7毫克（旧2毫克）。

缺乏症状：注意力不集中，多动，抑郁，麻木；皮肤粗糙；易感冒；消化不良。肝肾功能差者或酗酒者易缺乏。

应用：B6被广泛地用于帮助防治老人失智症、注意力缺失-多动症（ADHD）、自闭症、偏头痛、神经痛、肌痉挛、运动失调、视网膜黄斑退化。B6 与褪黑素 Melatonin 配合，可降低脑神经兴奋，加深睡眠。B6 又常用于经期前症群、孕吐、产后抑郁、停经后症状；以及协助减少血脂和有关心脏病，治疗贫血，治疗低血糖症等。但上述各项都尚待更多研究证明。

附注：可忍受上限 Upper tolerable intake level (UL)为100毫克/日，但各人差异很大。过量可能引起恶心、呕吐、食欲不振，头痛，指趾刺痛，感觉改变，麻木，共济困难。其中好些症状与B6缺乏相似，值得警惕。

维生素 B7 或 H（生物素 Biotin）

作用：维持神经、皮肤、毛发及消化道功能。

日需量：30 微克（旧 300 微克）。不易缺乏。

缺乏症状：皮炎，肠炎，掉发。但少见。

应用：治疗脱发、脆指甲，婴儿脂溢性皮炎等。

维生素 B9（叶酸 Folic Acid， Folate）

作用：帮助新细胞生长，红细胞生成，DNA 合成及修复， 脑及神经发育。维护粘膜、皮肤、毛发健康。

日需量：400 微克。人体（肝）一般可储存短期用量。绿叶蔬菜、豆类、橙、橘，肝、蛋富含叶酸。

缺乏症状：腹泻，口炎，口腔溃疡，头发失光泽，巨细胞型贫血，又与心血管疾病有关。长期缺乏可致神经受损而表现肌无力、麻木，精神症状如遗忘、迷惘、抑郁，或认知困难、行为混乱。孕妇缺乏叶酸容易流产，或胎儿神经系统发育缺陷，如脊柱裂 Spina bifuda。

应用：叶酸常被用于改善记忆、老人失智、听力减退、视网膜黄斑退化、失眠、抑郁、神经肌肉痛、腿動症（Jump legs 或 Restless legs syndrome）；又用于防治贫血、心血管病及某些皮肤病。

附注：孕妇头三月要注意补充（如多吃蔬菜），以保证胎儿脑神经发育。但不要过量服用叶酸制剂，美国 Johns Hopkins 大学研究发现（2016），孕妇摄取四倍日需量的叶酸制剂，新生儿罹患自闭症的风险加倍；若同时摄取过量维生素 B12，风险更增为 17.6 倍。不可不慎！

维 生 素 B12 （钴 胺 素 Cobalamins）： 有 氰 钴 胺 Cyanocobalamin，甲钴胺 Methylcobalamin 等。

作用：参与制造红细胞，参与遗传物质 DNA 和 RNA 组成，加强免疫，保护神经细胞，维持神经纤维髓鞘的完整。

日需量：2.4 微克（旧 6 微克）。孕哺、老人要多些。

缺乏症状：B12 缺乏除了可致恶性贫血，也可导致神经精神症状如手脚麻木、指趾刺痛，灼热感，肌无力，肌僵硬，疲乏，抑郁，焦虑；以及腹痛，便秘，无食欲，气紧， 尿失禁等。

应用：B12 被用于治疗恶性贫血，以及治疗某些神经精神症状。也用于改善记忆、振奋情绪、延缓衰老、视网膜黄斑退变、耳鸣，以及防治心血管病、糖尿病等，但效果尚待更多研究。

B12 如用于治疗贫血，用小剂量；用于治疗神经精神症状，用的剂量大得多。

B12 制剂一般为**氰钴胺 Cyanocobalamin**，要在体内转变成甲钴胺才能起作用。也有**甲钴胺 Methylcobalamin** 制剂，较贵。甲钴胺可透过血脑屏障至脑脊髓，促进神经及髓鞘的再生，常被用于治疗某些神经症状，效果比氰钴胺好。

B12 被吃进後，要与胃粘膜产生的"内因子"Intrinsic factor 结合，到小肠才能被吸收。因此有胃病导致内因子缺乏的人，要通过注射或鼻内喷雾或舌下给药，才能吸收入血被利用。

附注：维生素 B12 主要由动物性食物提供，因此素食者易缺乏。有认为紫菜、海带能提供 B12，但也有人认为只是 B12 的类似物。

B12 是可以大量贮存于肝的 B 族维生素，一般可以支持数月，因此往往要到贮存耗尽才出现缺乏症状。老人、胃肠病人较容易缺乏。据美国疾病防治中心 CDC 统计，美国约有 3% 的人缺乏 B12。

B 族各维生素缺乏引起的神经精神或皮肤症状，常常彼此相似，有时要医师才能鉴别，作为初步防治，可以试服复合 B。

保健品**复合 B（Vitamin B Complex）**是包含 B 族各种维生素的制剂，各种制剂的成分含量不尽相同。也有一类不是标示为"复合 B"，而是"B-50"或"B-100"，它包含了 B 族各维生素，或加维生素 C，或再加上几种微量元素，但不包含脂溶性维生素。这类制剂的各成分，含量往往很大，可以超过日需量的几十倍，如"B-100"的 B1 有 100 毫克，标示为日需量（DV）的 6667%，即日需量（旧）1.5 毫克的 66 倍多。若非特殊情况，作为食物补充是否有此需要？可谓见仁见智。其实，太过量不仅造成浪费，也加重肾脏排出的负担。其中好些成分，一片掰开一半或四分之一就足够了。

一些复合 B 制剂还加有类似 B 族维生素的对氨苯甲酸，胆碱，或肌醇：

对氨苯甲酸 Para-aminobenzoic acid（PABA） 常与叶酸（B9）同时存在，于蛋、奶、肉及全谷中较多。PABA 常用于改善皮肤、毛发健康，局部用于防晒膏。

胆碱 Choline 对神经系统的发育很重要，尤其对胎儿和婴儿，婴儿奶粉常加胆碱。它又是合成重要的神经介质乙酰胆碱 Acetylcholine 的原料。胆碱用于辅助治疗抑郁、智力衰退、健忘，及各种神经精神疾病；也用于辅助治疗肝病。胆碱被运动员用于增强体能。

日需量：550 毫克。

胆碱在人体可由肝制造。肝、肉、蛋、鱼，坚果、豆类、菠菜等含有胆碱。

肌醇 Inositol 维持神经及皮肤毛发的健康，用于辅助治疗一些神经精神及皮肤疾病。

水溶性维生素还有

维生素 C（抗坏血酸 Ascorbic acid）

<u>作用</u>：强抗氧化物，能清除人体组织水溶液中的自由基，保护细胞、DNA 免受自由基的伤害。参与胶原蛋白形成，维持健全的结缔组织，因此利于皮肤伤口愈合，肌腱血管修复，降低微血管的脆性，及维护骨、牙健康；加强吞噬细胞功能和抗体形成，加强免疫，抗慢性病；帮助降低血胆固醇及三酸甘油酯，减少心血管病；助三价铁还原成二价铁以利吸收；促进血清素 Serotonin 合成，增加愉悦感；维生素 C 在肾上腺皮质的含量很高，参与皮质激素的合成。

<u>日需量</u>：90 毫克（旧 60 毫克）。约相当于一个中等橙子的 C 含量。上限 2000 毫克。研究指出，每天摄取 1 克（1000 毫克），只能吸收利用不到一半，其余将由肾排出。

新鲜蔬果、肉类均富含维生素 C。高温、氧化、水洗、储存易破坏。

<u>缺乏症状</u>：牙龈出血，鼻出血，皮肤瘀斑，肌关节痛，伤口难愈合，严重的致坏血病 Scurvy。

<u>应用</u>：治疗坏血病。维生素 C 于感染发热时会大量消耗，常加以补充。又用于多种疾病辅助治疗，防治牙龈出血、鼻出血，促进伤口愈合，减少骨关节炎的软骨磨

损。配合铁剂治疗缺铁性贫血。因其抗氧化及增强免疫效应，可能有利于防治癌症、心血管疾病。也用于抗抑郁、延缓智力丧失。配合锌、维生素E及胡萝卜素防治老年性黄斑退变和白内障。配合维生素E减少尿蛋白。以及用大剂量防治感冒等。运动员用于增强体力和耐力。

<u>附注</u>：服用过量可致胃肠障碍，胀气，烧心，头痛，失眠。可能促进草酸盐和尿酸排泄而形成肾结石。癌细胞吸收大量维生素C，癌症病人应在肿瘤科医师指导下服用。维生素C会升高血糖。孕、哺妇女避免服用大剂量C（如1000—2000毫克/日）以防止可能的副作用。

维生素（二）

脂溶性维生素 有维生素 A、D、E、K。

维生素 A（视黄醇 Retinol ）及 β-胡萝卜素 Beta-Carotene：两分子 β-胡萝卜素在体内转化成一分子维生素 A，但只于身体有需要时才会转换。

作用：维生素 A 为视网膜感光成分；又促进皮肤粘膜健康，加强皮肤、呼吸道和胃肠抗病能力；促进骨骼、牙齿成长及儿童长高；延缓衰老和失智。

日需量：900 微克（3000 IU）。上限 3000 微克。

动物性食物如肝脏、奶、蛋、鳗鱼等含维生素 A；植物性食物胡萝卜、番茄、甘薯、大豆、豌豆、南瓜，绿叶蔬菜特别是菠菜、羽衣甘蓝、花椰菜、莴苣，以及水果如芒果、橙、杏等含 β-胡萝卜素。制剂有鱼肝油（含 A 和 D）、β-胡萝卜素，或维生素 A+D 等。

缺乏症状：皮肤角质化；眼乾燥，夜盲，进而角膜软化致盲，是发展中国家儿童致盲的主要原因之一。免疫低下，易致感冒或皮肤感染。也可能与老年性失智及衰老有关。

应用：防治夜盲及角膜软化，以及因营养不良、胃肠肝胆疾病、甲亢、发热等致之维生素 A 缺乏症状；亦用于视网膜病变、黄斑退变，白内障，口腔白斑，怀孕并发症，乳腺癌，麻疹，疟疾；也用于改善皮肤健康，可以口服和外用油膏以防止皮肤老化、皱纹等。但效果还有待更多研究。

<u>附注</u>：一次性服用维生素 A 90,000 微克（300,000 IU）的鱼肝油可致急性中毒，发生躁动、失眠、头痛、视力模糊、吐瀉等。长期服用 30,000 微克（100,000 IU）可致慢性中毒，出现疲乏、激动、胃肠障碍、多汗、低热。摄取大量胡萝卜素可致皮肤出现橙黄色斑纹，停服後退去。但服用过量胡萝卜素，不会转成维生素 A 致蓄积中毒。

维生素 D：植物源的 **D2 麦角骨化醇** Ergocalciferol，及动物源的 **D3 胆骨化醇** Cholecalciferol）。两者都要在人体内经肝、肾转化成**钙三醇** Calcitriol 才能起作用。

<u>作用</u>：加强腸道吸收钙及肾小管重吸收钙，促钙沉积于骨。维持神经系统功能，促进愉悦情绪，对抗抑郁。加强免疫，可能阻止癌细胞生长及癌组织血管形成。

<u>日需量</u>：20 微克（旧 10 微克或 400 IU）。牛奶，鲑鱼、鲔鱼、沙丁鱼、鲭鱼含较多 D。但多数食物及蔬菜水果含 D 少。太阳紫外线使皮肤生成 D3，是最好的来源。

<u>缺乏症状</u>：骨痛，骨质疏松，严重的致佝偻病或骨软化病。神经功能障碍，精神抑郁，这种情况在很多年青人尤其是女青年中存在。又可能与认知能力下降和失智有关。免疫功能失调，引致多种慢性病如心血管疾病、糖尿病或癌症如结直肠癌、前列腺癌、乳腺癌。

<u>应用</u>：治疗骨质疏松，缓解肌、骨疼痛。治疗佝偻病或骨软化症。辅助治疗心血管疾病、高血压、糖尿病、类风湿、老人失智症、自闭症 Autism。对抗感冒、哮喘、过敏性皮炎，抗抑郁等。但还需要更多的研究。

附注：半数美国人缺 D 和钙，这与缺少晒太阳及缺少户外活动等有关。为了补偿，很多食物都添加维生素 D 和钙，制剂 **钙+D3** 是受欢迎的保健品。

维生素 D 中毒主要因摄取维生素 D 制剂长期过量，如 125 微克（5,000 IU）/日，同时服用高钙，导致血钙过高，尿排出大量钙，致多尿，出现食欲减退、噁心呕吐、腹泻或便秘，疲累，烦躁或淡漠。严重的可因心血管或肾钙化而死亡。

有报道（Stolzenberg-Solomon RZ, et al, 2006; Helzlsouer KJ, 2010），长期大量（25 微克或 1000 IU/日或以上）服用 D，可升高胰腺癌发病率。

维生素 E（Tocopherol，或译生育酚）

作用：增强男女性激素，增加精虫数量，维持性机能；维生素 E 是强抗氧化剂，消除人体组织油溶液中的自由基，防止自由基对细胞、DNA 等的伤害；加强免疫功能；有谓能增强心、肝、骨骼肌功能。

日需量：15 毫克（旧 30 IU）。植物油脂都含维生素 E，如大豆、玉米、花生油，菜籽油，加拿大芥籽油 Canola，橄榄油等，但精制油失去大量 E；坚果，花生，各种蔬菜水果，鱼、肉也含有 E。加工食物常添加 E。

缺乏症状：神经肌肉功能失调，视网膜病；阳萎，月经失调，不孕，流产；因红细胞易破裂而致溶血性贫血；毛发干燥掉落。

应用：可能抗慢性炎症，抗老，减缓失智，抗癌；减少过敏性疾病；防止血小板过度凝聚（即有稀血作用）；

减缓慢性阻塞性肺病 COPD；延缓骨质疏松。

附注：前有主张服大剂量维生素 E 以抗病抗老，後证明不确，且可致消化、神经副作用，如噁心、头昏、眩晕、疲劳；并增加心脏病发病率。

维生素 K （**甲萘醌** Menadione，有 **K1**、 **K2**、**K3** 等）。

肝，蛋黄，奶类，菠菜、花椰菜等绿叶蔬菜含 K1，大肠内细菌可合成 K2，人工合成 K3 为水溶性。

作用：制造凝血因子，加强骨密度，缓解平滑肌痉挛。

日需量：120 微克（旧 80 微克）。维生素 K 一般不易缺乏。

缺乏症状：各种出血。

应用：新生儿因肠道细菌合成不足，需注射维生素 K。用于各种止血，如新生儿出血，经常鼻子出血（也有其它原因），肝脏重病导致维生素 K 不足引起的出血。帮助止咳平喘。缓解腹痛或其它因肌肉痉挛引起的疼痛。辅助治疗骨质疏松症。

不宜与抗凝血药及 Aspirin，或有抗凝作用的如鱼油，辅酶 Q10（CoQ10），布洛芬 Ibuprofen 同用，以免影响其抗凝血效果。

大矿物质

人体需要的**矿物质 Minerals** 可以人为地分为两大类：大矿物质 Macrominerals 及微矿物质 Microminerals（或微量元素 Trace elements）。前者有钙、镁、磷、硫，及钠、鉀、氯，组成器官组织结构，或为体液中的电解质成分，参与各种生理机能；后者如铁、碘、鋅、硒、氟、铜、錳、鉻、钼等，参与组成特殊蛋白质或酶，完成特定生理机能和代谢过程。

常见的大矿物质保健品是钙和镁，食物添加剂有时会有硫或磷。

钙 Calcium 是骨骼和牙齿的主要结构成分，它使骨骼和牙齿强固。钙在血中要保持一定浓度，在肌肉收缩、心脏跳动、神经传导、血液凝固等方面起重要作用。血钙过低可导致肌肉痉挛（也可以其它原因），心跳不规则，或其它生理障碍。这时骨（和牙齿）中的钙会释出至血以补充，但长期会使骨质流失。

人体每天需要补充 1300 毫克（旧 1000 毫克）。青少年要长骨，老人特别是妇女绝经後骨质流失，要补充多一些。

奶类是钙的好来源，一杯（240 毫升）牛奶可提供日需量的四分之一。一杯豆浆也差不多。豆腐、豆类、坚果、各种蔬果、小鱼（带骨吃）都有很多钙。但骨头熬汤能溶到汤里的钙很少。不少食物制品添加了钙。饮用水特别是"硬水"含较多的钙，可是有些人嫌它成水垢而想把它除掉。

保健品的钙制剂很多，如碳酸钙（牡蛎壳磨成粉是天然的碳酸钙）、磷酸钙、枸橼酸钙、乳酸钙等。碳酸钙对一些人会引起胀气，乳酸钙对某些不能喝牛奶的人不能耐受。

有很多钙制剂的广告，其主要成分不外乎上述之一，是否哪一种真的更好？恐怕见仁见智。

Johns Hopkins 大学一团队发现（2016）：服食钙补品过多，会增加动脉斑块沉积，也可能促成肾结石。建议最好从食物取得钙。

不论食物或制剂钙，在消化道都只能吸收一部分，一般不超过 50%，补充钙时要注意。

钙的吸收和利用与维生素 D 有密切关系。维生素 D 促进钙在小肠的吸收和在肾小管的重吸收，以及沉积于骨骼。

美国人几乎有一半有缺钙和 D 的现象。缺少运动和少晒太阳，食物缺钙或 D，高油脂饮食，高磷酸饮料，都会造成钙或 D 缺乏。

磷 Phosphorus 在人体内的总量仅次于钙，是构成骨和牙的重要成份。所有细胞都有磷。血中的磷要维持一定浓度。

磷参与能量代谢，维持体内酸碱平衡，维持肌肉和结缔组织功能，参与制造激素。

磷的每日建议量是 1250 毫克（旧 1000 毫克）。

肉、禽、水产、奶、蛋，以及坚果和种子、豆类、全谷都含有丰富的磷，。汽水往往含磷酸盐，有些加工食品也添加磷。

磷缺乏不多见，但容易过量。有研究认为喜欢喝汽水或加工食品的人易有磷过量，影响钙的运转，导致骨质流失。

钙和磷受甲状旁腺激素 Parathyroid hormone（PTH）的调节：当血液中的钙浓度减少、或磷浓度过高时，PTH 通过加强肠对钙的吸收，减少肾的钙排出，及动用骨（和牙齿）的钙，使血液中的钙浓度升高，与此同时肾排出过多的磷，从而恢复血中钙、磷的平衡和稳定。

镁 Magnesium 与钙类似，主要在骨骼，与钙共同维持骨骼的健康。镁在血液中含量不多，但必须维持一定浓度，与很多功能有关。镁是多种酶或辅酶的成分，广泛影响代谢和机能活动，包括能量产生、蛋白合成、神经传导、肌肉收缩和松弛、心脏节律、血压调节、血糖控制等等。

每日需要量：420 毫克（旧 400 毫克），年幼减少，孕哺增加。

缺镁的情况不少见，老人、嗜酒者、慢性胃肠道病人、糖尿病人更易发生。症状有疲倦、食欲不振、恶心，继而手脚麻木、刺痛、抽筋（肌痉挛），或心律不整。有些人容易发生肌痉挛，除了考虑是否缺钙，也可考虑是否缺镁，因为镁对维持肌肉正常松弛很重要。长期缺镁可能与高血压和心血管疾病、糖尿病、骨质疏松、偏头痛有关，研究表明补充镁有好处，但还需要更多证据。美国印第安纳大学研究发现，缺镁会大幅增加胰腺癌的风险。

绿叶蔬菜（叶绿素含镁，类似血红素含铁）、豆类、坚果、全谷，以及鱼、肉、禽都有镁，饮用水也含有少量鎂。从饮食中摄取鎂是最好的方法。

鎂制剂有多种，氧化镁较容易吸收和利用；枸橼酸鎂、乳酸鎂、天冬氨酸鎂较缓和；而硫酸镁、碳酸镁、葡萄糖酸鎂服用过量，可能致瀉。

一些利尿药、制酸藥、抗骨质疏鬆药、抗生素，可能升高或降低血中鎂的浓度。

硫 Sulfur 参与组成皮肤、肌肉、骨骼的蛋白质结构，是人体所需的三种含硫氨基酸即甲硫氨酸 Methionine、胱氨酸 Cystine 和半胱氨酸 Cysteine 的成分。

硫广泛影响物质及能量代谢，参与组成胰岛素调节血糖，组成重要的抗氧化物谷胱甘肽 glutathione 以消除自由基的伤害，进而延缓老化，抗癌，抗慢性病等。

肉、鱼、蛋、奶、豆类、坚果、芦荟，以及葱、蒜、薑都含有很多硫。

鈉 Sodium 是人体细胞内、外及血液中的重要电解质，参与器官组织的各种生理活动，必须维持一定的浓度和平衡，平衡失调将导致严重的疾病。

钠是一般情况下只怕摄取过多而不怕过少的营养素，美国官方的饮食指南 Dietary Guidelines 要求每日摄取鈉应少于 2300 毫克，約相当于一茶匙或 5 克食盐。有高血压、糖尿病、或肾病的人应低于 1500 毫克。但多数美国人摄取量都高达 150%，亚洲人更高达二倍，值得警惕。

血中鈉过高时，身体为了维持血液一定的鈉浓度和渗透压，必须吸收大量水分入血，因而增加了血容量，使血压升高；鈉沉积于动脉管壁，又会增加动脉对升血压激素的敏感度，也使血压容易升高。长期摄取过多鈉的危险是促成高血压、心血管疾病等。

除了食盐（氯化钠 NaCl，含钠 40%），很多食物都含有钠，要注意食物标签所示，饮食中要把这些钠考虑进去。

钠也有缺乏的情况：大量出汗或呕吐腹泻会令钠流失，补充水分时要注意补充钠，如适当加盐；输液（打点滴）要用生理盐溶液。短时大量饮水导致血中鈉浓度急剧降低，可能造成脑水肿，出现恶心、头晕、意识模糊等症状，严重的可危及生命。

鉀 Potassium 和鈉一样，也是人体细胞内外及血液中的重要成分，参与器官组织的各种生理活动，必须维持一定的浓度和平衡。钾助血管壁松弛，又促钠排出，高钾低钠食物有助于降血压。

建议的鉀每日需要量为 4700 毫克（旧 3500 毫克）。跟鈉相反，很多人都摄取不足。

新鲜肉、鱼、海味、奶、菠菜、香蕉、鳄梨、蘑菇、马铃薯、豆类、杏仁，都是鉀的好来源。菜汤含鉀多。蔬菜过度洗或煮会使鉀损失。

缺钾往往是吃入不够。鉀过低会出现肌无力、心律改变，可见于严重吐瀉；也可见于服用类固醇或某种利尿药（如治高血压或心脏病的双氢氯噻嗪 Hydrochlorothiazide），医生往往会同时给钾制剂以补充。

鉀中毒易发生于肾功能减退或服用过量钾制剂的病人，会出现心律紊乱，衰弱，肌无力，甚至晕跌，要及时处理。曾有一病人服利尿性降血压药，因该药会排出鉀，医生给他同时服用鉀制剂。后来病人觉得血压已经控制，就自行停服降压药，但没有同时停服鉀，导致血鉀过高，几乎出了危险。

体内鈉鉀平衡由类固醇激素（主要是醛固酮）调节，因此服用类固醇药物可能影响鈉鉀平衡，留钠、排钾，导致水肿和高血压。

氯 Chlorine 也是体液的重要电解质，又形成胃酸（其主要成分是盐酸 HCl）。

除了食盐氯化钠，氯也存在于各种动植物食物中。

每日需要量 2300 毫克（旧 3400 毫克）。

与鈉相似，氯也往往被摄取过量。血中氯过低或过高的情况一如鈉。

微量元素或微矿物质

人的机体是很奇妙的，它需要多种元素，哪怕只是一点点，来帮助它运转，若是缺乏了或过多了，机体就会运转不灵，生出疾病。

碘 Iodine 是调节生长和代谢的重要激素——甲状腺激素 Thyroid hormones 的重要成分。

缺碘导致甲状腺肿 Goiter，以前在闭塞的山区较多見。又可导致甲状腺自免疫疾病，或妇女不孕。怀孕期间缺碘可引起高血压；甚至导致胎儿神经系统发育障碍，影响智力。

碘中毒多因用药不当引起。食用含碘高的食物如海藻，一般不会导致碘中毒，因为人体有很强的碘调节机制，会将过剩的碘排出，但还是不要连续吃大量。

每日需要量：150 微克，孕哺增加。碘化食盐、海藻及海产是很好的碘来源。

铁 Iron 是血红蛋白 Hemoglobin 的重要组成部分，协助红细胞携带氧到全身器官组织。

人体内肝、脾、骨髓储存一些铁。缺铁早期表现如精神不振、容易疲乏、头晕、气短；进一步发展至缺铁性贫血，致脸色苍白、有气无力；或皮肤感觉异常、刺痛，小腿不自主抽动。常见于经血量多的妇女，以及产后或外伤大出血、溃疡病或痔疮慢性失血，慢性胃肠道疾病致铁吸收不良，以及寄生虫如钩虫感染的病人。

铁的每日需要量为 18 毫克，婴幼儿、青少年生长发育期需要较多。生育期或怀孕期妇女，最好在医师指导下适当补充铁制剂。老人特别是男性，可以适当减少，因为铁损失不多。

含铁多的食物如内脏、红肉、禽、鱼、蚬、 蚝、蛋黄，但奶类含铁少；植物源的全谷、豆类、坚果，绿叶蔬菜如菠菜、羽衣甘蓝、红苋菜、西兰花也不少。含铁最多的是紫菜，几乎是菠菜的 10 倍。动物源铁比植物源铁更易被吸收利用。婴儿奶粉常添加铁，适用于六个月後的婴儿，因为六个月後自母体留下来的铁已所剩无几。有些加工食品也添加铁。维生素 C 帮助铁吸收和利用，常同时服。钙可能影响铁的吸收，所以最好分开服。

铁中毒不多见，主因服用过多铁制剂，表现疲乏、恶心、头晕、食欲不振等，严重的可致昏厥或死亡。长期摄入过多铁，尤其于男性，可能对心脏不利。

锌 Zinc 是很多酶的组成部分，与生殖、胎儿发育、生长、皮肤毛发健康、伤口愈合、免疫机能，以及味觉都有关系；近更发现锌能抑制病毒复制，对多种病毒性疾病有辅助治疗效果。

每日需要量为 11 毫克（旧 15 毫克）。孕哺增加。

锌缺乏导致生长发育迟滞，食欲不振、腹泻，掉发、皮肤粗糙、指甲脆弱，性机能低下，视力障碍，伤口难愈合，免疫功能差致容易感染。孕哺、老人、素食、嗜酒、消化吸收障碍、肝、肾病人较易有锌缺乏。

人体内很少储存锌，所以要经常补充。含锌最多的是牡蛎，其次是肉特别是红肉，禽，鱼，全谷，坚果，豆类，蔬果。不少加工食品也添加锌。

鋅制剂有多种，最好在医师指导下服用，因为摄取过量容易中毒。

铜 Copper 是很多种酶的组成成分；又助铁的储存和利用，防治贫血；维持神经、骨骼、血管健康；促进免疫。

每日需要量：900 微克（旧 2000 微克）。

虾及牡蛎、墨鱼等（其血蓝素 Hemocyanin 含铜，类似血红素含铁）、豆类、坚果、全谷、肉类特别是内脏都含有铜。一般不会缺乏。

硒 Selenium 是抗氧化成分，参与 DNA 的修复，与抗癌、抗老、抗认知衰退，及抗心血管等慢性病有关。以前中国东北某地区的"克山病"（一种心肌病），原因之一便是土壤缺硒。癌症病人往往有血中硒低下。甲状腺含硒量很高，表示硒代谢活跃，硒缺乏可能引起甲状腺疾病。缺硒也可导致不育。

每日需要量：55 微克（旧 70 微克），孕哺稍增。

含硒最多的是巴西坚果 Brazil nuts，小小一粒就可以满足一日需要。海产和内脏含有丰富的硒，其次是肉、奶、谷物、大蒜、蘑菇，但蔬果含硒很少。同一产品，因地区土壤含硒量不同而有很大的差别。

慢性硒中毒可见于摄取过量巴西坚果，表现为呼吸有大蒜和金属气味，掉发、指甲脆，以及皮肤及神经方面的症状。急性中毒常因误服过量硒制剂。

锰 Manganese 组成某些酶参与代谢，维持骨骼、皮肤健康，也与血糖调节有关。

每日需要量为2.3毫克（旧2毫克）。

很多植物性食物如橄榄、麦片、菠菜、糙米、大豆、蓝莓、辣椒、葱、蒜等都含有丰富的锰，很容易满足需求。反而是动物性食物含锰极少。只要是均衡饮食，锰缺乏或过量的情况很少见。

【助记忆：肉类多硒少锰，蔬果多锰少硒】

氟 Fluoride 保护骨骼、牙齿，防龋齿。

缺氟或氟过量都少见。

有些地方的自来水用氟消毒。茶叶、海产富含氟。牙膏往往添加氟。幼儿应避免过度使用含氟牙膏，否则可致牙齿出现斑点。

铬 Chromium 参与脂肪代谢及胆固醇合成，也参与胰岛素调节血糖；又与脑神经发育和类固醇激素制造有关。

每日需要量：35微克（旧120微克）。

酵母、肝、蛋、全谷、蔬果都含有铬，不易缺乏。

钼 Molybdenum 帮助硫的利用，也与神经发育有关，又是抗氧化物。

每日需要量45微克（旧75微克）。

缺乏的情况很少见，因为很多食物如豆类、蔬果、蛋、奶、肝、鱼都提供钼。

其它微量元素还有镍 nickel、硅 silicon、钒 vanadium、钴 cobalt 等，一般不易缺乏。

食用纤维

长期以来，人们以为加工精细的米麦食品才是"高级"的。直到二十世纪 60 年代，医学家发现，食用"粗粮"的社会群体，心血管疾病、糖尿病发病率低，**食用纤维** Dietary Fiber 才引起人们重视。

谈起纤维，人们很快会想到蔬菜水果中筋筋渣渣的东西，不溶于水，不被消化，有利于排便。其实那只是纤维的一种——**不溶性纤维** Insoluble fiber，有纤维素 Cellulose、木质素 Lignins 等。另外有一种纤维，没有"纤维"的形状，可溶于水，可是不能被人直接消化吸收，叫**可溶性纤维** Soluble fiber。以苹果为例，果皮属于不溶性纤维，而果肉中便含有很多可溶性纤维，有果胶 Pectin、葡聚糖 Glucan(Dextran)、菊糖 Inulin，及含四碳、三碳的寡糖 Oligosaccharides 等。

食用纤维可以引起饱感，利于减肥。

食用纤维的不溶性纤维有利于排便，可溶性纤维也可以，因为它溶于水后变成凝胶 Gel，饱含水分，增大体积，跟不溶性纤维一样刺激大肠运动，避免便秘，也减少痔疮的生成；又可以缩短毒物或致癌物在大肠内停留的时间。

可溶性纤维凝胶敷在肠壁上，能保护结肠粘膜，减少有害物质如汞、铅和其它有机或无机毒物的侵蚀，从而减少结肠炎、结肠易激症群、结肠息肉、结肠癌等；也可以减少葡萄糖的吸收，对糖尿病病人有利。

可溶性纤维的寡糖、果胶、菊糖是结肠益生菌

Probiotics 的食物（即所谓益生原 Prebiotics），从而增加益生菌，减少有害菌群，有利于防止各种结肠疾病。

可溶性纤维一部分在结肠内被细菌酵解，生成短链脂肪酸，有丁酸、丙酸、乙酸，它们有很多作用：

- 增加结肠内的酸度，帮助微量元素吸收；

- 提供结肠细胞能量，保持粘膜健康；

- 影响胰岛素，调节血糖代谢，减少糖尿病的发生；加上可溶性纤维形成的凝胶减少肠内葡萄糖吸收，所以糖尿病人多摄取纤维有好处；

- 抑制肝内胆固醇合成过程，从而降低血中胆固醇、也降低三酸甘油脂及低密度脂蛋白 LDL 的浓度，减少心血管疾病；

- 刺激白细胞、淋巴细胞、细胞因子 Cytokines 及抗体生成，增强免疫机能。

各种蔬菜、水果、豆类、薯类、浆果、坚果、全谷、麦片，都含有多量纤维：其外皮或麸为不溶性纤维；而其可吃部分，或果汁、果酱含多量可溶性纤维。一杯谷类食品 Cereal 含纤维达 20 克，煮熟的乾豌豆、扁豆、菜豆约 15 克，煮熟的黄豆、新鲜豌豆约含 8 克，麦片 12 克，都是含纤维高的食品。从食物中摄取纤维，是最好的办法。美国食品药物管理局 FDA 建议，成人每日摄取食用纤维应不少于 25 克（现在增加为 28 克）。不过一半以上的美国人都达不到标准。

虽然食用纤维一般不被消化，但是少量可溶性纤维被肠内细菌发酵后仍可被吸收，因此也像糖类可以产生热量，虽然不多，也标示在食物"营养资料 Nutrition Facts"上。

食用纤维在结肠发酵会产生气体，引起腹胀不适，有结肠易激症 Irritable bowel syndrome(IBS)等结肠疾病的患者，应避免吃大量纤维的食物。

食用纤维保健品多由红萝卜、苹果、梅、桃、荞麦、燕麦、谷物、蔬菜提取制成，有各种各样的商标名称。

婴幼儿不宜长期服用食用纤维保健品，怕影响消化道功能的正常发育。

痛风　尿酸　嘌呤

提起嘌呤 Purine，可能有很多人不熟悉，但是痛风，则是大家都知道的。

得过**痛风 Gout** 症的人，都忘不了那种可怕的痛。它常在夜间或清晨突然发生，多在脚内侧第一蹠趾关节或手的小关节，针扎样痛，迅速加剧，几个小时便痛到难于忍受的程度。还可以伴有发热、头晕、或恶心、呕吐等。

痛风的原因，是血中**尿酸 Uric acid** 过高，一旦超过其溶解度（约 6.7 毫克/升），便会释出结晶——痛风石 tophi，沉积在四肢小关节（最常于脚的第一蹠趾关节）或偶而在中型关节上，刺激引起发炎、肿胀、疼痛。可以持续几天或几星期。消退后还可再发。反复发作导致关节畸形。

此外，尿酸结晶可以沉积于肾，使肾小管阻塞；也可能形成肾结石。肾结石多由草酸钙或磷酸钙组成，但尿酸也可以单独生成尿酸石，或与草酸钙形成混合结石。单纯尿酸石约占肾结石总数的 5%，它对 X 光透明，要用造影或超声波才能检出。

痛风似乎是男人的专利，男女发病比例约为 20:1。

血中尿酸过高往往有遗传的内在因素（占 70-80%），然而饮食中含**嘌呤 Purine** 多是主要的外因（占 20-30%），因为尿酸是嘌呤的代谢产物。嘌岭（和嘧啶）是组成细胞内去氧核糖核酸 DNA 和核糖核酸 RNA 中核酸的碱基。

痛风可以说是一种富贵病——吃过多富含嘌呤的食物引起。内脏如肝、肾、心、脑，海产如虾、牡蛎，加工食物如腊肉、香肠、都是高嘌呤食物（100 克食物含含嘌呤 200 毫克以上）。

含<u>中等嘌呤</u>（100-200 毫克）的食物有：牛肉、猪肉、鸡、鸭、鱼（沙丁鱼、鲲鱼、鲔鱼例外，高于 200 毫克），蚌、蛤、贝，蟹、龙虾、鱿鱼、墨鱼，干豆类，以及香芹、芦笋、菠菜（有人认为：适量摄取含中等量嘌呤的蔬菜，不致发生痛风）。

含<u>低嘌呤量</u>（低于 100 毫克）的食物如：多数蔬菜水果，蘑菇，坚果，米、麦、糖、奶、蛋等。新鲜豆类或豆荚一般含嘌呤不高。豆浆、豆腐含水分多，嘌呤也少，例如豆腐如不超过每日半磅，仍然是安全的。

饮料方面，啤酒、酒类（酵母含嘌呤非常高），以及含糖尤其是果糖多（如高果糖玉米糖浆 High-fructose corn syrup）的软性饮料，会大幅提升痛风的风险。但是也有不同研究报道：葡萄酒影响不大，烈酒约增加 15%的风险（Saag & Choi, 2006）。

请注意：尿酸偏高可以不发作痛风，而尿酸测定正常却可以有痛风发作，因为尿酸突然升高可以引发痛风。所以不要暴饮暴食高嘌呤食物或酒精性饮料，以避免血中尿酸大起大落。

有认为西芹、樱桃可降尿酸；长期饮用咖啡或茶也有类似效果（有不同意见，尤其是太浓的咖啡或茶，可能引起痛风发作）。又补充钾如多吃蔬果、喝菜汤有好处，因可促进尿酸排出，但肾功能衰退者应谨慎。

肾功能不良使尿酸排不出去，或其他疾病也可以引起血液中尿酸过高。饥饿，剧烈运动，外伤，手术，或某些降血压药引起的失钾性利尿，可能诱发痛风。

心血管疾病、糖尿病、某些代谢障碍，与痛风常互相影响。

对付痛凤的策略是防胜于治。预防痛风发作，除了饮食调节，药物**别嘌呤醇** Allopurinol 对长期高尿酸和曾有多次痛风发作的患者，是很好的选择。别嘌呤醇的化学结构类似嘌呤，可以代替嘌呤被氧化但不产生尿酸，从而有效地减少尿酸的生成。常用剂量为 100～300 毫克/日，持续服用，基本上可以控制尿酸在正常范围。

别嘌呤醇在美国是处方药，在有些国家可能不需要处方买到，但最好还是有医生指导。它的副作用有皮疹、腹痛腹泻、白细胞和血小板减少等。

别嘌呤醇只作预防，不是治疗痛风急性发作的药物。治疗急性痛风发作的药如秋水仙素 Colchicin 或其它，要医生处方并在医生指导下服用。有报告每天服用低剂量 Colchicin 可以防止痛风发作。痛风止痛常用高剂量布洛芬 Ibuprofen（商品名 Advil, Motrin）等非固醇类抗炎药 NSAID，但肾功能障碍者不能用。

有各种降尿酸的保健品出售，往往是几种植物或草药的提取或浓缩物，声称可以阻止嘌呤代谢成尿酸，但是其效果、剂量、安全性都有待进一步研究。

中药苍术、苡仁、羌活、泽泻、萆解、滑石、蚕砂、土茯苓等可能有降尿酸作用。中医对痛风病人要辩证论治，发作常因风、寒、湿或风、湿、热趁虚而入，除治标外，病人多有正气不足或气血亏虚，应作相应调整治本，标本兼治。最好请中医诊治，不要自己单服一味。

自由基和抗氧化成分

很多人都知道抗氧化成分 Antioxidants 有益健康，可以防病、防癌、减缓失智和抗老。为什么呢？

说到抗氧化剂成分，先要知道"自由基"。

自由基 Free radicals，或简称 radicals，是机体新陈代谢氧化过程的产物。氧化代谢产生能量，维持器官活动，但同时也产生了自由基。

自由基是带著不配对电子的分子、原子或离子，性质不稳定，容易从周围物质攫取电子以配对，使自己稳定。被攫取了电子的分子变成新的自由基，会攻击新的分子，如此继续下去，形成链式反应 Chain reaction，甚至像多级小瀑布似的级联效应 Cascade reaction，产生大量自由基。自由基可袭击任何物质，特别是脂类、蛋白质、核酸，使细胞膜和 DNA 受到伤害，发生各种疾病，如血脂过高、动脉硬化、肺气肿、类风湿性关节炎、老年性耳聋、白内障、帕金森病、老年失智症、癌肿等。器官组织老化也与自由基过多的攻击有关。

自由基有很多种类，最重要的一类是反应性氧类 Reactive oxygen species（ROS），如羟基、过氧化氢、单态氧、氧化氮等。

一事物总有它的两方面，一些自由基也有重要的生理作用，如氧化氮，或称一氧化氮 NO，是维持血管张力，调节血流分配的重要物质；血液白细胞的粒细胞制造自由基，消灭入侵的细菌，等等。可是过多的自由基对人体便有害了。

除了正常代谢会生成自由基外，剧烈运动、吸烟、炎症都会产生过多的自由基；外环境如紫外线、臭氧、燃烧、工业污染，以及清洁剂、杀虫剂，也会产生自由基，可以被吸入或吃进人体。

为对抗或消除自由基的伤害，人体有很多**抗氧化**机制。一是还原作用，给出电子使成配对以打断自由基的链式反应，重要的如**谷胱甘肽** Glutathione、**褪黑素** Melatonin；二是通过一系列触酶（**抗氧化酶**）阻止自由基的形成，分解或移除已形成的自由基，著名的如超氧化物歧化酶 Superoxide dismutase、过氧化氢酶 Catalase、谷胱甘肽酶系；三是修复或重组被损伤分子，如 DNA 修复。

随着年龄老化，体内抗自由基的机制越来越弱，便要注意适当补充。

除了身体内的抗氧化机制以外，很多食物也含有抗氧化成分 Antioxidants，最重要的如维生素 C、维生素 E——是很强的还原剂，提供电子打断自由基链式反应；又如蔬菜水果中的 β-胡萝卜素、多酚类等等，能清除自由基。

以下是几种重要的食物抗氧化成分：

维生素 C 是水溶性抗氧化分子，能消除细胞内外水溶液中的自由基。

新鲜蔬果、肉类都含有丰富的维生素 C，是最好的来源。建议需要量是每日 90 毫克（旧 60 毫克），约相当于一个橙子的 C 含量。水洗、高温、久置都会使维生素 C 氧化破坏。运动、劳动、发热病人须补充更多的维生素

C。

维生素 C 制剂有不同剂量，高的可达 500 毫克或更多，可作辅助治疗用。平时服用大剂量维生素 C，对健康人没有必要，因为会刺激胃，也使血液酸化，影响电解质平衡。

维生素 E：脂溶性，能消除脂溶液中的自由基，如保护细胞膜（脂质双层结构）免被自由基伤害。

谷麦芽、种子、坚果、全谷类、玉米、鳄梨、奇异果、绿叶蔬菜如菠菜等含有丰富的维生素 E。建议需要量是每日 15 毫克（旧 30 IU）。市售胶囊达 300 IU。曾有报道服大剂量 E 可以减少心血管病，防癌，抗老，但没有得到证实。近有研究认为高剂量 E 有害无益，且维生素 E 是脂溶性的，摄取过量很难排出。

维生素 E 与抗凝血药如 Aspirin 同服，可能引起出血或血瘀。

除了维生素 C 和 E，一个消除水溶液中的自由基，一个消除脂溶液的自由基外，植物也有很多抗氧化成分，其中有两大类，即类胡萝卜素和多酚，有抗氧化作用，及其它保健功能。

类胡萝卜素 Carotenoids 是植物众多成分中的一个大家族，其中很多成分能清除缺氧环境下产生的自由基，又可加强人体内的抗氧化酶作用。有名的如 β-**胡萝卜素** β-Carotene，以及**叶黄素** Phytoxanthin（或**植物黄体素** Lutein），**玉米黄素** Zeaxanthin，**虾黄素** Astaxanthin，及**茄红素** Lycopene 等。

茄红素的抗氧化效果比维生素 E 还要强，对延缓皮肤老化，减轻慢性炎症及心血管病和糖尿病，改善男性不育有一定效果，又对防治前列腺、乳腺、宫颈、卵巢、口腔、胃肠、肺的癌症可能有好处。

茄红素油溶性，因此番茄用油炒，茄红素吸收会更好；而番茄生吃，维生素 C、B 等水溶性营养物质能保留更多。鱼与熊掌，应可得兼。

茄红素有利于胡萝卜素的吸收和利用，因此，番茄与胡萝卜同吃，是很好的搭配。

未成熟的青番茄含有较多番茄素(Lycopersicin)，食用后可能出现恶心、呕吐、胃痛等不适症状。

多酚类 Polyphenols 也是植物成分中的一个大家族，多种蔬菜如椰菜（包心菜）、椰菜花、西兰花、洋葱、芹菜，水果如葡萄、橄榄、苹果、梨、草莓类，又如茶叶、咖啡、可可粉、都含有各种多酚抗氧化成分——可以说每一种颜色都代表一种抗氧化成分。其中著名的有**类黄酮 Flavonoids** 族中的儿茶素 Catechin（茶多酚中的一种）、表儿茶素 Epicatechin（可可粉和巧克力含量多），**异黄酮 Isoflavone** 的大豆黄素 Daidzein（大豆、花生中多），可能研发为抗癌药的槲皮素 Quercetin，原花青素 Proanthocyanin。白藜芦醇 Resveratrol 是多酚的另一员，有很强的抗氧化作用，对其抗癌作用有大量研究，但迄今还没有明确的结论。

值得注意的是：多酚类的抗氧化作用，在试管中得到证明，但多酚经过消化破坏，吸收入血到肝后，又很快被代谢，最后仅剩 5—10%，所以在活体的抗氧化作用是很有限的，即生物利用率 Bioavailability 很低，因此美国食品药物管理局 FDA 及欧洲食品安全局 EFSA 规定，不能宣称这些食物产品有抗氧化作用。

除了类胡萝卜素和多酚外，其它重要的抗氧化成分还有：

α–硫辛酸 Alpha-lipoic acid（ALC），是一种类似维生素的物质，在食物中常与维生素 B 族同时存在。但不同于维生素必须由食物提供，α 硫辛酸可以在人体内合成。

α–硫辛酸参与体内的物质代谢。它又是强抗氧化剂，特殊在于它具有水溶和脂溶双重性质，因此既可以清除水溶液的自由基，也可以清除油脂中的自由基。

α–硫辛酸可以帮助稳定血糖，减少胰岛素或降糖药物的用量，改善糖尿病末梢神经病变；也有助于降低血脂，辅助治疗脂肪肝、慢性肝炎；又帮助消除重金属的伤害。

α–硫辛酸与上述的白藜芦醇都能透过血脑屏障，对防止老年失智、帕金森病可能有好处。

α–硫辛酸抗乳腺、卵巢、结直肠、肺癌等可能有效，但还需要更多研究。

酵母、肝、肾、菠菜、椰菜花、西兰花、番茄、马铃薯、甘蓝中含多量 α–硫辛酸，也有保健制剂出售，建议剂量每天 300 毫克或以上。

硫苷 Glucosinolates 及**异硫氰酸盐** Isothiocyanates，助去毒，加强体内抗氧化酶，帮助消除致癌因素。十字花科的椰菜、椰菜花、西兰花、白菜、萝卜等含量多。

辅酶 Q10，是人体内生辅酶，它也辅助其它抗氧化酶。

它有多方面的作用。有制剂可以补充。

微量元素如**硒** Selenium、**锌** Zinc、**锰** Manganese，是多种抗氧化酶的成分，需要量很少但必需，一般平衡食物多可供给。有些营养补充剂也添加。注意摄取过量会中毒，如硒（每日需要量 55 微克）过量可致掉发，指甲变形，神经伤害，及胃肠障碍。

千百种抗氧化成分，各有各的特点和作用，从食物中摄取抗氧化成分是最好的方法，全谷（粗粮）、蔬菜、水果含有各种抗氧化成分，最好是广泛、轮流摄取，不要单吃一味。

请注意含抗氧化成分的食物，不仅抗氧化，还各有其它方面的功效。

食物中的致癌成份

由于饮食不当引起的癌症，据统计，占癌症发病率的三分之一以上。

食物本身很少引起癌症，绝大多数都是由于食物烹调、腌制、加工、贮存不当，或污染所致。

2015 年 11 月，世界卫生组织 WHO 宣布，将加工食品如火腿、腊肉、香肠、热狗等列为一级致癌物，引发食品加工业一片哗然，不过确实值得我们重视。

下面是食物中的一些可能致癌成分。

黄麴霉素 Aflatoxin

恶名昭著的致癌物质黄麴霉素，是由一种叫黄麴霉的霉菌产生，广泛存在受污染的米、麦、玉米、豆类、花生、杏仁、核桃、腰果、开心果、油菜籽、葵瓜子、棉籽、以及八角、茴香、花椒、姜类、茶叶、多种中草药材中，又可以通过污染饲料传到肉、禽、鱼。

黄麴霉素可诱发基因组突变，导致肝、胃、肠、乳腺、卵巢、肾的癌症，以及骨肉瘤。黄麴霉素与乙型肝炎病毒配合引发肝癌，是亚洲人肝癌发病率高的主因。

国际癌症研究机构 International Agency for Research on Cancer (IARC)将黄麴霉素定为第一类致癌物（Class 1 carcinogen）。

除致癌外，黄麴霉素也是很强的毒素，一次吃进大量会引起急性中毒。

附带说一句：腐烂的姜除了含有黄麹霉素外，还可以有黄樟素，也是毒物和致癌物质。

避免食物受潮、发霉，发霉食物应该清理、丢弃，是防止摄入黄麹霉素的关键。黄麹霉素在平常蒸、煮中不被破坏。胡萝卜、芹菜、西芹可降低其致癌性。

很多人爱喝咖啡。咖啡遇潮生霉，会产生赭麹霉素 Ochratoxin，是第二类 B（Class 2B）致癌物，同时也是毒物，伤害肾。

多 环 芳 烃 Polycyclic aromatic hydrocarbons (PAHs)，苯并芘 Benzopyrene

肉、禽、鱼类及任何含蛋白质的动植物食物，经高温煎、炸、烧、烤或烟熏，其中的蛋白质分解，会产生一些有害的化学物质。一类叫多环芳烃，其中十多种都有致癌作用，最著名的是苯并芘。

不论吸入、吃进、或皮肤污染苯并芘，都可以引起基因组突变，导致肺癌、胃癌、皮肤癌等。

国际癌症研究机构 IARC 把苯并芘定为 2A 类致癌物 Class 2A carcinogen，意思是："有证据显示对人类致癌，有足够证据显示对实验动物致癌"。

早在十八世纪，欧洲人就知道，扫烟囱工人容易得阴囊癌，后来查出元凶就是苯并芘。木柴烟、煤炭烟、煤焦油烟、柴油引擎排气都含有苯并芘。抽烟者吸入苯并芘，是引起肺癌的原因之一。

淀粉类食物含蛋白质，烧焦也可生成苯并芘，近来研究报道，烤面包 Toast 中的苯并芘含量，远高于以前认知。

喜欢吃烧烤或过度煎炒的食物，以及烤面包或饭焦的人要注意了，偶尔为之可以，长期习惯便要冒致癌风险。进行烧烤或煎炒时，通风很重要，有些人从不抽烟，却莫名其妙地得了肺癌，经常吸入烟雾，是可能的一个原因。

即使蔬菜水果，也可因工业废气而不同程度地污染了苯并芘，因此吃前清洗很重要。

杂环胺类 Heterocyclicamines

近年来，又发现肉、禽、鱼类于高温时，其肌肉中的蛋白质和肌酸可分解产生另一类致癌物质：杂环胺类 Heterocyclicamines，其中有 MeIQ，MeIQx，IQ，及 PhIP 等。

杂环胺可引起实验动物的基因组突变而发生多种癌症，也发现与人的胃、直肠、结肠、胰、乳腺癌有统计学的相关。

美国国家癌症研究院 National Cancer Institute 1957 年的研究，比较一组胃癌病人与无胃癌常人的饮食习惯，发现惯吃熟透（well-done）牛排的人比吃刚熟（rare）牛排的人，得胃癌的危险高三倍。

有报道（Science News, 1994 等）：肉、禽、鱼烧烤前，如果放入微波炉予热 2 到 3 分钟，可以大大减少杂环胺的致癌性。此外，加少量淀粉，或用醋、酒调制肉类后再烧烤，或添加蔬果汁，都可以减少杂环胺的产生，或降低其致基因突变毒性。

奶、旦、豆付（没有肌肉！）不含肌蛋白和肌酸，高温不产生杂环胺类。

丙烯酰胺 Acrylamide

2002 年，瑞典科学家发现，经高温处理的马铃薯片、炸薯条含高量的丙烯酰胺，它可以引起实验动物的基因组突变，引发多种腺体的癌症，并发现与人的子宫内膜癌、卵巢癌相关。烤面包 Toast 或其他高温处理过的含蛋白质的淀粉类食物也有丙烯酰胺，但水煮或微波加温不致产生。

IARC 将丙烯酰胺定为 2A 级致癌物（与苯并芘同级）。

硝酸盐 Nitrates，亚硝酸盐 Nitrites，亚硝（酸）胺 Nitrosamine

腌制火腿、香肠常加的"硝"，主要是硝酸盐，它们可以有效地抑制肉毒杆菌毒素的产生，保持肉的鲜红色；但另一方面，硝酸盐可以慢慢还原成亚硝酸盐，后者在高温、烟熏或在人体胃酸作用下，会与氨基酸结合成亚硝（酸）胺。亚硝胺可引起基因突变而导致胃、肠、胰、肝及膀胱等癌症，也是吸烟者得肺癌的可能原因之一。IARC 把亚硝酸盐列为"可能致癌"，美国环保署 EPA 则没有把它列入致癌类，但 FDA 仍然设定火腿、香肠等的硝酸盐含量高限，并须加入维生素 C 以阻止亚硝胺的生成。

鱼露、虾酱、咸旦、奶酪、啤酒、霉变食物，以及高温煎炒食物，也含有较多的亚硝酸盐或亚硝胺。

新鲜的绿叶蔬菜尤其是菠菜、生菜、西芹含有大量硝酸盐，是因为吸收自土壤和肥料，但因缺少氨基酸，而且富含维生素C，所以形成亚硝胺少。

有趣的是：新腌渍的蔬菜，绿叶中所含的硝酸盐会大量转变为亚硝酸盐，可是一二天就大量减少，十多天后就几乎没有了。

亚硝胺可以经胎盘和乳汁传给胎、婴儿。

广东一带高发病的**鼻咽癌**，已被证实与咸鱼中的亚硝基二甲胺 *N*-nitrosodimethylamine 有关（还有其它多方面的因素），并且年龄越轻，吃咸鱼越多，发病率就越高。IARC 把中式咸鱼 Chinese-style salted fish 列为第一级致癌物，但不包括一般盐腌鱼 Salted fish，因为前者经过霉变，而后者没有。

上面说了不少亚硝酸的坏话。另一方面，亚硝酸盐在体内可以生成氧化氮 NO——一种重要的血管扩张物质，使血流畅通，血压下降，也与阴茎勃起有关。硝酸甘油和亚硝酸异戊酯是防治心绞痛的常用药。

食物污染

食物污染如**狄奥辛** Dioxin、**聚氯二苯** Polychlorinated biphenyl、**甲醛**（福尔马林）Formaldehyde，以及各种杀虫剂、除草剂、洗涤剂、食物防腐剂、添加剂、香料、色素等等，若含量超标，既可以是毒素，也可能致癌。这类化学物质还在不断被发明、制造，也往往被发现有害，所以有人说，工业制造越来越多的癌症，似乎不无道理。

平衡饮食，各种食物轮流吃，不连续集中吃一种食物。这样既不会积累毒物，也可以获得各种需要的营养。

塑料可不可以接触食物？有不少研究报道：有些塑料食盒或保鲜膜，于微波炉加热时，会释出有毒或致癌的化学物质而渗入食物中，建议最好改用陶瓷或玻璃容器。但也有很多研究否定这种说法，认为好几种塑料容器盛装食物无碍。

塑料制品往往有一个由三根弯曲箭头围成的小三角形标志，其中间的数字若是1、2，或4、5，表示可以装载食物，5（聚丙烯）还可以用于微波炉，但3、6、7不能用于食物。

环境卫生、体质强弱、饮食习惯、情绪压力……都可与食物致癌因素相互影响。例如酗酒，慢性肝炎、肝硬变，或感染寄生虫华支睾，这时黄麴霉素致肝癌的作用就会大大加强。胃幽门螺菌 H. pylori 感染，引起胃酸过多，这时吃进的亚硝酸盐会加速转变为亚硝胺而诱发胃癌。又如高脂、低纤，多吃红肉，或长期缺乏维生素 A、B2、叶酸、C、D、E，或食物缺碘、硒、锌、镁、锰、钼等，影响人体的抗氧化作用、酶系活动和免疫系统，都会助成污染食物的致癌作用，并减弱人体抗癌能力。

污染食物的致癌作用与遗传因素有很大关系，目前已知很多种癌都有遗传上的基因缺陷，在致癌因素的长期作用下，基因缺陷得以表达而形成癌。

癌症是多方面因素长期作用的结果。

上面谈了很多食物污染致癌，简直要"谈癌色变"。哪我们还能吃什麼？

其实，食物或其他因素致癌，只是有此可能性，却并不容易，且是长期积累过程。致癌因素必须够强、够量、持续，"日积月累"，才能引起 DNA 受损、基因组突变而生成癌。此外人体本身有很多防癌、抗癌机制，包括分解、清除致癌物质，消灭刚生成的癌细胞（事实上，人体经常有癌细胞生成，但也不断地被消灭），就连 DNA 受到损坏，也有自身修复能力。这些机制，也是多数人不得癌的原因。

正确的饮食习惯，尽可能避免已知的致癌物质，平衡饮食，不偏食，各种食物轮流吃，不仅使食物中的致癌成份或毒素不易累积，也保证营养成份如维生素、矿物质、微量元素，以及各种抗氧化成分不致缺乏。身体免疫、抗癌能力加强，即使有遗传基因缺陷，也可能抑制其表达，使癌无法形成。

食物中的抗癌成分

很多食物，特别是蔬菜水果，都含有各种抗癌成份。下面分别就其特有成份、以及具有抗癌作用的维生素、微量元素、食用纤维等加以叙述。

特有成份

蔬果含有各种抗氧化成分，能消除自由基对细胞和 DNA 的伤害，防止癌症以及其它多种疾病的形成。蔬果不论其颜色红橙黄绿蓝靛紫，似乎颜色越深，或越"多彩"，所含的抗氧化成份也越丰富。这是因为植物中的好些抗氧化成份，都是有颜色的。

胡萝卜素 Carotene：最常听到的胡萝卜素，是**类胡萝卜素** Carotenoids 大家族中的一员，可分 α、β、γ 或甲、乙、丙三型，其中 β 或乙型的抗癌作用最强，即一般所谓的 **β-胡萝卜素 ß-Carotene**；甲型次之。

胡萝卜素可以加强人体免疫系统，释出肿瘤坏死因子 Tumor Necrosis Factor（TNF），导致肿瘤细胞坏死，又加强自然杀手细胞 Natural Killer（NK），杀灭癌细胞；它又是强力的抗氧化剂，能消除自由基对细胞和 DNA 的伤害，防止肿瘤细胞形成。

胡萝卜素对防止肺、喉、前列腺、乳腺、子宫内膜、卵巢、结肠、皮肤的癌症都有帮助。

含胡萝卜素丰富的食物有：胡萝卜、红薯、南瓜、甜瓜、木瓜、芒果、橙、橘、桃、杏、菠菜、椰菜花、西兰花、椰菜、白菜，以及奶油、蛋黄等。也有胡萝卜素保健品出售。

建议的胡萝卜素防癌剂量是 20mg/日（有建议 6mg/日），约为四根胡萝卜或二根红薯的胡萝卜素含量。由于胡萝卜素是脂溶性，用油炒吃比煮熟或生吃，吸收更好；生吃则可以保留更多的维生素 C、B 等营养成分。

β-胡萝卜素是维生素 A 的前身，两分子 β-胡萝卜素在体内转化成一分子维生素 A，但只于身体有需要时才会转换。

茄红素 Lycopene 是类胡萝卜素家族的另一员，它是强抗氧化剂，帮助消除自由基对 DNA 的伤害，防止癌症；又有助于对抗炎症及心血管疾病、糖尿病、关节炎等。

茄红素对防止肺、口腔、胃肠道、乳腺、宫颈、卵巢、前列腺癌有好处。

茄红素富含于番茄、西瓜、甜菜（Beets）以及红色的椰菜、灯笼椒、辣椒、洋葱中，也有单独的保健制剂。

茄红素有利于胡萝卜素的吸收和利用，因此，胡萝卜＋番茄，是很好的搭配。

类胡萝卜素家族的另外三个成员**叶黄素 Phytoxanthin**（或**植物黄体素 Lutein**）和**玉米黄素 Zeaxanthin**，以及**虾黄素 Astaxanthin**,也是强抗氧化剂，帮助对抗肝、卵巢、子宫，前列腺、结肠，及皮肤癌。它们又能保护视网膜及晶体，被视为"眼维生素"。

多酚 Polyphenols：除了胡萝卜素大家族外，蔬果中富含的另一个大家族是多酚，其中的**类黄酮 Flavonoids** 含多种抗癌成分，如**原花青素 Proanthocyanins、白藜芦醇 Resveratol、槲皮素 Quercetin** 等等，有多方面的抗癌作用：是抗氧化剂，消除自由基对 DNA 的伤害；干扰癌细胞 DNA 转录过程，阻止癌细胞生长；诱导癌细胞凋亡 Apoptosis。

类黄酮可能抗口腔、喉、食管、胃、胰、结肠及前列腺癌。

富含类黄酮的食物有：苹果、柑橘、胡萝卜、草莓类 Berries，及十字花科植物如椰菜花、西兰花、椰菜、白菜、油菜、芥兰、萝卜等。葱、蒜中的槲皮素特别丰富。

异黄酮 Isoflavones，是类黄酮中的一支，有**金雀异黄素 Genistein，大豆黄素 Daidzein**，大豆中含量特多。被认为对预防乳腺、前列腺、肺、喉、口腔、胃、胰腺及膀胱癌有好处。

葱蒜韭菜中的含硫化合物如**硫化烯丙基 Allylsulfide、异硫氰酸盐 Isothiocyanate**，能阻止亚硝胺或苯并芘的发生，对抗癌细胞生长，有利于防止胃、结肠、肝、肺、乳腺癌等。

此外，全麦、蘑菇、绿茶、橄榄油，都各含有特殊成份，不仅有益于养生防老，也有助于防癌抗癌。

食物特别是植物中的抗癌成分，还在不断被发现。总之，保持均衡饮食，轮流吃，特别是多吃蔬菜水果，是取得各种抗癌成分的好办法。

食用纤维

食用纤维 Dietary Fiber 包括不溶性纤维和可溶性纤维。不溶性纤维如纤维素 Cellulose，是构成植物骨架或果实皮壳的多糖类，不溶于水，不被消化，但可刺激排便，减少毒物及致癌物在大肠内停留的时间。可溶性纤维含于米麦及果肉中，包括果胶 Pectin、葡聚糖 Glucan(Dextran)、菊糖 Inulin 等，溶于水后变成凝胶 Gel，可增大体积，跟不溶性纤维一样刺激大肠运动，促进排便；凝胶又能保护结肠粘膜，减少有害物质的吸收；可溶性纤维的另一种——寡糖类（四碳糖、三碳糖），在结肠内被细菌酵解，生成短链脂肪酸，提供结肠内益生菌的食物；短链脂肪酸吸收入血後又能刺激白细胞、淋巴细胞、细胞因子 Cytokines 及抗体生成，增强免疫机能。

植物性食物如全谷、豆类、坚果、蔬果都含有很多食用纤维，建议的日需量是 25 克（现在增加至 28 克），可是还是没有引起足够重视，很多人都摄取不够。

维生素

维生素 C 是水溶性抗氧化剂，**维生素 E** 是脂溶性抗氧化剂，能分别消除水溶液和脂肪中的自由基对 DNA 和细胞的伤害，从而起到抗癌以及防老、抗慢性炎症的作用。充足的**维生素 D**，可减少结肠、胰腺、乳腺及前列腺癌的发生。

α-硫辛酸 Alpha-lipoic acid（ALC）是一种类似维生

素的物质，在食物中常与维生素 B 族同时存在。它是强抗氧化剂，对抗乳腺、卵巢、结直肠、肺癌等可能有效，但还需要更多研究。

酵母、肝、肾、菠菜、椰菜花、西兰花、番茄、马铃薯、甘蓝中含多量 α-硫辛酸。

微量元素

微量元素 Trace Elements 对于抗癌也是不可或缺的。其中最著名的是**硒 Selenium**。硒参与重要的抗氧化酶谷胱甘肽 Glutathione 的组成，后者帮助身体解毒；硒加强免疫系统如天然杀手细胞 NK 活动，阻止癌细胞微转移 Micrometastasis；又刺激 DNA 修复机制；抑制癌基因表达。硒与胡萝卜素或维生素 E 配合，能对抗前列腺、胃、肝、胰、结肠、直肠、咽、喉、肺、肾、膀胱、乳腺、卵巢、皮肤等多种癌症及白血病；反之，血中硒浓度过低，容易发生各种癌症。

硒储存在肝、肾等脏器中，男人大量硒存在于睾丸和精囊，精子排出会损失硒，因此男性缺硒远比女性多。

米、麦，肉类尤其是肝、肾及海味是硒的重要来源。葱、蒜、胡萝卜、南瓜、苦瓜、芦笋、菠菜、椰菜花、西兰花、蘑菇、坚果类含硒也很丰富。特别是巴西坚果 Brazil nuts，小小一粒就可以满足一日需要，吃太多甚至发生硒中毒。

锌在 DNA 合成中起重要作用；与生殖、胎儿发育、生长、皮肤毛发健康、伤口愈合，以及味觉都有关系；近更发现锌能抑制病毒复制，对多种病毒性疾病有辅助治疗效果。锌更能加强免疫系统，对抗前列腺癌及多种传染病。

海味特别是牡蛎、红肉、全谷、大豆、葵瓜子、葱、蒜是锌的重要来源。

锗，铬，镁等都可通过影响代谢、免疫各方面，保护机体免受致癌因素的侵害。

微量元素对人体生理机能和抗癌都很重要，一般都能在平衡饮食中得到，应该尽量从食物摄取。必要时也可用保健制剂补充，但注意不要过量，以免中毒。

其它

辅酶 Q10（**Coenzyme Q10**）：是细胞能量代谢的重要一环，参与合成能量的直接供应者 ATP；它维护心肌、骨胳肌；它又是抗氧化剂，对防老、抗癌（乳腺癌等）都有作用；又能加强巨嗜细胞的活动，增强免疫。

辅酶 Q10 在动物内脏心、肝、肾中含量非常丰富，其次是海鲜类，此外大豆、核桃、开心果、芝麻、葡萄籽、菠菜含辅酶 Q10 也不少。也有各种保健品制剂。

有些**氨基酸**对抗癌有好处。L-精氨酸 **L-arginine** 加强自然杀手细胞 NK 及细胞毒 T-淋巴细胞功能，花生、芝麻、坚果、肉类富含 L-精氨酸。也有 L-精氨酸保健品。

不饱和脂肪酸 **ω-3 脂肪酸** **ω-3 fatty acids** 如鱼油的 **DHA**，**EPA**，亚麻籽的 **α- 亚麻酸** **α-Linolenic acid**（**ALA**），通过影响前列腺素 PGE-1 或 2 起到抗癌（肝、乳腺癌等）或保护机体健康的作用。鱼类、坚果、植物油料作物含有丰富的不饱和脂肪酸。

食物特殊营养各论

植物性食物

蔬菜类 Vegetables

据美国农业部 USDA 等的资料，100 克生蔬菜的平均营养数据为：热量 65 卡（每日需要热量约 2000 卡）。蛋白质 2.9 克（日需量约 50 克）；脂肪不到 0.2 克（日需量 78 克，旧定量 65 克），多为不饱和脂肪；糖类（碳水化合物）13.4 克（日需量 300 克左右），其中食用纤维 4.4 克，很丰富（日需量 28 克，旧定 25 克），糖 3.1 克；维生素 A（ß-胡萝卜素形式）达日需量的 85%，维生素 K 为 54%，都很丰富；维生素 C 为日需量的 5%，B6 5%；钾 154 毫克（日需量 4700）毫克，钠 32 毫克（日限量 2300 毫克）；镁 5%，钙 2%，铁 3%。

蔬菜的营养价值，有一些共同点：低热量，极低脂肪，而蛋白质较高。

蔬菜或植物源的蛋白质，与动物蛋白不同，多为"不完全蛋白质"Incomplete proteins，即没有包含所有的九种"必需氨基酸"，必需由几种食物互补。

蔬菜蛋白质的氨基酸以亮氨酸、苏氨酸、甲硫氨酸、色胺酸较多（参见前"蛋白质"，氨基酸 P.9-14）。

蔬菜的糖类多是非淀粉性的，并且食用纤维多，消化吸收后血糖升高速度慢，除少数例外，升糖指数（P.18）低，对糖尿病人有利。

食用纤维多（P.45-47）。

维生素(P. 21-30)中，<u>维生素A（ß-胡萝卜素形式）</u>、<u>维生素K</u>丰富，尤其于绿叶蔬菜，<u>维生素C</u>、B 也不少，尤其以 <u>B6 及叶酸</u>多。

矿物质(P. 35-44)：蔬菜含<u>钠少</u>；有<u>很多钾</u>，菜汤含钾特多，但肾功能不好的人不能补充过多钾。<u>钙</u>、<u>镁</u>多。蔬果中的<u>锰比动物性食物所含的多，但硒较少</u>。

蔬果富含各种<u>抗氧化成分</u>，除了维生素C 和 E 外，还含有丰富的<u>多酚类</u>（P. 62）如花青素，崁非醇，槲皮素。另一大类是<u>类胡萝卜素</u>（P. 61），其中 β-胡萝卜素是维生素A 的前身，又富含叶黄素（植物黄体素）和玉米黄素。

另一类抗氧化成分是<u>异硫氰酸盐类</u>（P. 52）。

蔬菜又含有各种抗氧化酶如过氧化氢酶，歧化酶，过氧化酶，超氧化酶等（P. 49）。

说蔬菜是抗氧化物的大本营，并不为过。

蔬菜含有<u>植物固醇</u>，可以阻碍胆固醇吸收，也有抗癌作用。

请注意：蔬果中的许多抗氧化等生物活性成分，经过消化破坏，加上在肝中代谢分解，剩下能够被利用的往往不到10%，即所谓"<u>生物利用率</u>"(Bioavailability)大大降低。这也是很多活性成分在实验室证明有效，而在人体，效果便大打折扣的原因。

蔬菜往往含有<u>硝酸盐</u>（P. 57），肥料污染也可能残留硝酸盐。微量硝酸盐有助于扩张血管降血压。但蔬菜储存过久或煮熟後放置会产生亚硝酸，是致癌物，<u>放置一两</u>

天亚硝酸最多（所谓隔夜菜不能吃），随後很快分解，一周後几全失，所以腌制久的酸腌菜反而很少亚硝酸。

多种蔬菜含草酸较高，会影响钙、铁等吸收，也可能导致肾结石。焯水可以除去大量草酸。

除个别（如菠菜）外，蔬菜含嘌岭（P.48）都很低（<100毫克/100克）。

多种蔬菜性偏寒，体质虚寒的人要适量。

在储存和处理方面，要注意的是：蔬菜储存或烹调时间越久，营养素损失越多；可能有农药及其它污染，要彻底清洗；大肠杆菌、沙门氏菌、李斯特菌污染致食物中毒事件时有所闻，短时加热便可杀死这些细菌，准备凉拌 Salad，如果能很快烫一下，是很好的做法，但很多人不愿意这样做。

每天三份（杯）蔬菜，是《美国人饮食指南》Dietary Guidelines for Americans 的建议。

十字花科蔬菜　如大白菜、椰菜、萝卜等，

大白菜 Chinese cabbage（绍菜，黄芽白，广东话）（Napa，日本名）

水分 95.3 克；热量只有 13 卡（为日需量的 0.7%），很低；蛋白质 1.5 克（3%）；脂肪仅有 0.2 克（日需量 78 克，旧定 65 克），其中 ω-3 脂肪酸（α-亚麻酸）55 毫克（P.16），ω-6 脂肪酸（亚油酸）42 毫克，都只是微量；糖类（碳水化合物）2.2 克（1%），几乎一半是食用

纤维，达 1.2 克（4%）；维生素 A（前驱 ß-胡萝卜素）1340 微克（日需量 900 微克），很高，但几乎没有维生素 D，E 也仅 0.1 毫克，维生素 K 不少：55 微克（46%），维生素 C 也很丰富：45 毫克（50%），相当于半个橙子的 C 含量；B 族中，叶酸最多，66 微克（日需量 400 微克），B6、烟酸、B2、B1 有一些；钾 257 毫克（日需量 4700 毫克），较高，钠 65 毫克（日需量应少于 2300 毫克），高钾低钠，有利于降血压；钙 105 毫克（日需量 1300 毫克），锰 0.2 毫克（日需量 2.3 毫克），比很多动物性食物多，镁、磷、铁（0.8 毫克，日需量 18 毫克）都不少，锌、铜、硒不到日需量的 1%。

大白菜等十字花科蔬菜蛋白质含(P.9)缬氨酸、异亮氨酸较多；又赖氨酸较多，与米、麦可互补。

大白菜还有所谓维生素 U——抗溃疡因子，其实它不是维生素，而是甲硫胺酸（P.10）的衍生物，能分解亚硝酸胺，保护胃肠粘膜，防治胃及十二指肠溃疡。其它十字花科植物如椰菜、西兰花、羽衣甘蓝、球子甘蓝等也有。

大白菜等十字花科蔬菜的抗氧化成分除了维生素 C 和 E 外，还含有丰富的多酚类，如花青素，槲皮素，崁非醇（P.62）；另一大类是类胡萝卜素如 β-胡萝卜素，叶黄素、玉米黄素等（P.61）。还有硫苷类的异硫氰酸盐（P.52），此外还有各种抗氧化酶。

大白菜等十字花科蔬菜低热量，低脂肪，富含食用纤维，是理想的减肥、降血脂、通便和保护结肠的食物。

研究显示常吃大白菜等十字花科蔬菜可以减少血中某些炎症指标，减少慢性炎症，并认为硫苷类、崁非醇及其它抗氧化成分起主要作用。又显示可以降低心脏病发病率，可能因富含花青素。降低血压及坏胆固醇 LDL，谓因富含钾、食用纤维及植物固醇。

大白菜等十字花科蔬菜的抗癌作用，有很多研究，与维生素C、食用纤维、丰富的抗氧化成分，硫苷类，微量元素锌、硒（P. 41）等都有关系。

有谓大白菜等十字花科蔬菜含的<u>硫氰酸盐</u>，会阻止甲状腺吸收和利用碘，影响甲状腺激素的合成，甚至导致甲状腺肿。但这需要食用很大量。

大白菜等十字花科蔬菜含有<u>植物固醇</u>，有助于降胆固醇。

有人说大白菜等十字花科蔬菜含<u>草酸</u>多，会影响铁、钙的吸收；可能引起肾结石，但只要不是连续吃太大量，应该不成问题。焯水可以除去大量草酸。

大白菜等十字花科蔬菜含有<u>硝酸盐</u>（P. 57），肥料污染也可能残留硝酸盐。

大白菜性平味甘，功能清热除烦、解渴利尿、通利肠胃。可缓解发热咳嗽，咽喉肿痛，便秘，皮肤疮疖等。

小白菜与青江菜 Bok choy

两者营养大致相同，营养数据参照大白菜。<u>维生素A、C</u>丰富，K、B6、叶酸不少，还有少量E。钙、铁、锰、镁、磷较多，锌、硒有一些。

一如大白菜，缬氨酸、异亮氨酸较多，色氨酸、苏氨酸、苯丙氨酸-酪氨酸(P. 9-14)也不少。

含草酸较多。连续吃大量可能影响钙、铁等吸收，或导致肾结石。焯水可以除去大量草酸。

研究显示：常吃小白菜有助排便及结肠健康，利于眼，利于降血压，减少心血管病，助抗慢性炎症及抗癌，维持甲状腺功能，助抗骨质疏松。

油菜叶 Rape leaves

热量 34 卡、蛋白质 3.8 克、脂肪 0.5 克、糖类 4.8 克，均较一般十字花科蔬菜高，纤维不少。维生素 A（ß-胡萝卜素形式）165 微克（日需 900 微克），较多，还有维生素 E；维生素 C 55 毫克，约为橙的 1/2。钙 250 毫克（日需 1300 毫克），锰丰富，铁 1.7 毫克（10%）、镁 85 毫克（20%），也较多。

　　附　**油菜籽 Rapeseed** 含油量高，其转基因产物 ——加拿大油菜籽油 **Canola**，富含 ω-3 亚麻酸及 ω-6 亚油酸，也是人体必需脂肪酸（P.16）。

椰菜（ 卷心菜，高丽菜，甘蓝）Cabbage

热量 25 卡；蛋白质 1.3 克，脂肪 0.1 克，与大白菜相近；糖类 5.8 克，较多，其中糖 3.2 克（葡萄糖和果糖），纤维 2.5 克，丰富；维生素 A 、E 少量，维生素 K 76 微克（日需 120 微克），维生素 C 37 毫克（日需 90 毫克），约半个橙子，B 族叶酸 、B6 较多，B1、B2、B5 也不少；钾 170 毫克（日需 4700 毫克），钠 18 毫克（日需少于 2300 毫克）；锰丰富，钙、镁、铁、磷不少，锌、铜、硒有一些。

有少量短链 ω-3 脂肪酸——α-亚麻酸（P.16）。

一如其它十字花科蔬菜，抗氧化成分多酚类黄酮（P.62）如花青素+玉米黄素，<u>崁非醇</u>，<u>及含硫抗氧化成分</u>（P.52）丰富。

研究表明椰菜有助于抵抗感冒，减少多种癌症风险，保护心血管，降血压，降低坏胆固醇 LDL，抗骨质疏松。

有报道椰菜鲜汁液防治胃溃疡，可能因富含维生素 U——抗溃疡因子，一如大白菜、西兰花、羽衣甘蓝、球子甘蓝等。椰菜叶敷贴可缓解关节痛和产后乳胀痛。

椰菜性平味甘，补肾填精，补脾和胃，益心力，壮筋骨。

红椰菜的维生素 A、C 及铁比白椰菜多，花青素，崁非醇，叶黄素和玉米黄素（都是带颜色的）及萝卜硫素比白椰菜多很多。而白椰菜维生素 K、叶酸比红椰菜丰富。

红椰菜也有少量短链 ω-3 脂肪酸—— α-亚麻酸（P.16）。

球子甘蓝（抱子甘蓝）Brussels sprout（原产于比利时布鲁塞尔 Brussels)

热量仅 43 卡；蛋白质达 3.4 克，比椰菜高一倍多；脂肪 0.3 克，也高于椰菜，又含有较多 ω-3 亚麻酸（P.16）；糖类 9 克，比椰菜高一倍，其中纤维 3.8 克。<u>维生素 K</u>达日需量 2 倍，ß-胡萝卜素为日需量 15%，维生素 C 约如一个橙子，B1、B6，叶酸中等。钾 389 毫克（日需 4700 毫克），高，钠只有 25 毫（应少于 2300 毫克），是高钾低钠蔬菜，有利降血压；铁、钙、镁、磷中等。

含有维生素 U——抗溃疡因子，一如大白菜、椰菜、西兰花、羽衣甘蓝等，防治胃及十二指肠溃疡。

抗氧化成分特别是坎非醇（P.62）丰富。

研究表明球子甘蓝有助于抗癌，降血糖,及抗骨质疏松。

中医认为有补肾壮骨，健胃通络的作用。

羽衣甘蓝 Kale

蛋白质达 2.9 克，与球子甘蓝相似；脂肪 1.5 克，比很多蔬菜高；糖类 4.4 克，其中 4.1 克是纤维，很丰富。维生素 A 241 微克（日需 900 微克），维生素 K 390 微克，达日需量的 3 倍多，可能是蔬菜中最高的；维生素 E 少量，维生素 C 93 毫克（日需 90 毫克），相当于一个大橙子，B2、叶酸很丰富，B1、B6、B3 也不少；钾 348 毫克，与香蕉接近（日需 4700 毫克），钠 53 毫克（应少于 2300 毫克），是钾多钠少食物，利于降血压；锰多，钙 254 毫克（20%），镁 33 毫克（日需 420 毫克），铁 1,6 毫克（日需 18 毫克），磷、铜不少，还有少量锌、硒。

富含 β-胡萝卜素（P.61）；特别是叶黄素+玉米黄素（P.62），达 6261 微克，达到一天的建议剂量 6 毫克（6000 微克），可能是蔬菜中最高者。其它抗氧化成分如槲皮素、坎非醇（P.62）也很多。

羽衣甘蓝含有短链 ω-3 α-亚麻酸 180 毫克，ω-6 亚油酸也有 138 毫克（P.16）。

研究显示羽衣甘蓝可以减少胆固醇吸收，提升好胆固醇 HDL 及降低坏胆固醇 LDL；含有多种抗癌成分；保护眼睛（富含 ß-胡萝卜素及叶黄素+玉米黄素等）；延缓骨质疏松（富含维生素 K，锰、钙、镁等）。

含有维生素 U——抗溃疡因子，一如大白菜、椰菜、西兰花、球子甘蓝等，防治胃及十二指肠溃疡。

羽衣甘蓝含有大量坚韧的纤维及棉子糖，难以消化，容易产生胀气。

芥兰 Chinese kale，Chinese broccoli，Gailan （广东话）

有些方面类似羽衣甘蓝或西兰花。热量 26 卡、蛋白质 1.86 克，约为羽衣甘蓝的一半，西兰花的 2/3；脂肪（0.7 克）都很低，糖类 3.8 克，纤维 2.5 克，丰富。维生素 K 89 微克（日需量 120 微克），维生素 A（β-胡萝卜素形式）520 微克（日需量 900 微克），都相当高，但比羽衣甘蓝少；维生素 C 30 毫克，相当于半个小橙子；叶酸丰富，B1、B2、B6 不少。钾 274 毫克（日需 4700 毫克），钠 7 毫克，是钾多钠少食物，有利降血压；钙 105 毫克（日需 1300 毫克），锰不少，铁（0.59 毫克，日需 18 毫克），镁、磷、硒、锌有一些。

ω-3（α-亚麻酸）258 毫克，比羽衣甘蓝多，ω-6（亚油酸）76 毫克（P.16）。

含有<u>叶黄素+玉米黄素</u> 957 微克（P.61），不少。<u>硫苷类</u>（P.64）比西兰花还高。

含微量奎宁 quinine，使芥兰稍带苦味，可刺激食欲，并能清热解暑。

常吃芥兰有助于维护视力，防治老年性骨关节炎，骨质疏松，缺铁性贫血，心血管疾病，癌症等。

芥兰性凉味辛甘，功能解毒利咽，顺气化痰。

椰菜花 Cauliflower

热量 25 卡；蛋白质 1.9 克，接近椰菜；赖氨酸、组氨酸（P.9-14）不少；脂肪 0.3 克，糖类 5 克，其中纤维 2 克，丰富。<u>维生素 K</u> 16 微克（日需 120 微克）；维生素 C 48 毫克，相当于半个橙子；B6、叶酸丰富，B2、B1 也不少；钾 299 毫克（日需 4700 毫克），钠 30 毫克（应少于 2300 毫克），属高钾低钠食物，利于降血压；磷、锰较多，镁、钙、铁、硒有一些。

含有芥子油苷 glucosinolates，有抗癌、抗炎症及抗细菌和病毒的作用；含抗氧化成分硫苷类或其转化物异硫氰酸盐，以及萝卜硫素(P.64)。类胡萝卜素，多酚类黄酮(P.61，62)也不少。

但连续大量吃椰菜花，一如大白菜，可能影响甲状腺吸收和利用碘。

含<u>胆碱</u> 47 毫克（日需 550 毫克，P.28），在蔬菜中算较高。

含嘌呤 50-100 毫克，仍属低挡(P.48-50)。一般蔬果多在 50 以下。

性平味甘，具有补肾填精、健脑壮骨的作用，谓有爽喉、开音、润肺、止咳的功效。

西兰花 Broccoli

热量 34 卡，低；蛋白质 2.8 克，脂肪 0.4 克；糖类 6.6 克，比椰菜花稍高；纤维 2.6 克，丰富。维生素 K 102 微克（日需 120 微克）），很丰富；维生素 A 31 微克（日需量 120 微克），不少，维生素 E 0.78 毫克（日需 15 毫克）；维生素 C 90 毫克，相当于一个橙子；叶酸、B6 丰富，B2、B1 也不少。钾 316 毫克（日需 4700 毫克），不少，钠 33 毫克（日需应少于 2300 毫克），高钾低钠，，利于降血压；磷、锰较多，镁 21 毫克（日需 420 毫克），钙 47 毫克（日需 1300 毫克），铁 0.73 毫克（日需 18 毫克），硒、锌有一些。

硫苷类（P.64），多酚类如槲皮素（P.62），及类胡萝卜素、叶黄素（P.62）都很高。

也有少量 ω-3 的 α-亚麻酸 ALA 和 ω-6 的亚油酸（P.16）。

含嘌呤 50-100 毫克，仍属低挡（P.48-50）。一般蔬果多在 50 以下。

性凉味甘；可补肾填精、健脑壮骨、补脾和胃；主治久病体虚、耳鸣健忘、脾胃虚弱等。。

芥菜 Mustard green

热量 27 卡。蛋白质 2.9 克，脂肪 0.4 克，与西兰花接近。糖类 4.7 克，纤维占 2/3。维生素 K 256 微克（日需 120 微克），达日需量的 2 倍多；维生素 A 也有 151 微克（日需 900 微克），维生素 E 有一些；维生素 C 70 毫克，约相当于一个小橙子。钠 16 毫克，低，钾 202 毫克（日需 4700 毫克）；锰较多，钙 115 毫克（日需 1300 毫克），铜、铁、磷不少，硒、锌有一些。

抗氧化成分除了维生素 C、E 外，还有 β-胡萝卜素、叶黄素、花青素（P.61，62），红芥菜尤多。

研究显示芥菜可以促进 T 淋巴细胞的生长，增强免疫；减少心血管疾病、糖尿病；增强骨质；对抗癌症如胃癌、结直肠癌、卵巢癌。

硫苷类硫氰酸盐（P.64）及黑芥籽苷 Sinigrin（芥菜的辛辣味来源，有抗慢性炎症及抗菌效果）特别高，是其特点。

芥菜辛温，能宣肺豁痰，温中利气。

雪里蕻（雪里红）potherb mustard，Snow red

是芥菜的一种，营养成份相似。

热量 34 卡，蛋白质 4.7 克，都较高，苯丙-酪氨酸、甲硫-胱氨酸（P.9-14）较多；脂肪 0.3 克，糖类 5.8 克，纤维 2 克。维生素 K 144 毫克（120%）；维生素 A 278 微克（日需 900 微克），很高，维生素 C 37 毫克（日需 90 毫克），不到半个橙子，B 族 B6、B2、叶酸丰

富，B1、B3 也不少。钾 559 毫克（日需 4799 毫克），
多，钠 8 毫克，是高钾低钠蔬菜，利于降血压，肾功能
不好者不要吃太多；铁 4.8 毫克（日需 18 毫克），很丰
富，钙 208 毫克（日需 1300 毫克），较多，镁 64 毫克
（日需 420 毫克），铜、磷、锌不少，硒有一些。

其它抗氧化成分如 ß-胡萝卜素，叶黄素很多
（P.61,62），红色雪里蕻含有更多花青素。

新鲜腌制雪里红的硝酸盐含量高，经胃液作用会产生亚
硝酸胺，是致癌物，但几天以后硝酸盐便很少了。

性溫，味甘辛。功能解毒消腫，開胃消食，溫中利氣。
明目利膈。主治疮痈肿痛，咳嗽痰多，牙龈肿烂，便秘
等病症。

西洋菜 Watercress

主要是水分。热量仅 11 卡；蛋白质 2.3 克，色胺酸、苏
氨酸、苯丙氨酸-酪氨酸（P.9-14）较多；脂肪 0.1 克，
糖类 1.3 克，都很低，是减肥的好食材。纤维 0.5 克。
维生素 K 250 微克，为日需量的二倍多；维生素 A（主要
为 ß-胡萝卜素）160 微克（日需 900 微克），不少；维
生素 C 43 毫克，相当于半个橙子；B6、B1、B2 都不少。
钾 330 毫克，跟一根香蕉差不多，钠 41 毫克，高钾低
钠，利于降血压。 锰、钙不少，还有镁、磷、铜。

含有 α-硫辛酸，硫苷类（P.64）及多酚类黄酮，类胡萝
卜素如叶黄素+玉米黄素抗氧化成分（P.62，61），还有较
多抗氧化歧化酶（P.49）。

研究表明西洋菜有降低血压，血脂，血糖，防治骨质疏松，护眼，加强免疫，抵抗结肠、肺、乳腺、前列腺、皮肤癌的作用。

西洋菜有通经作用，并能阻止卵子着床。

性寒，味微苦。能清燥，润肺，止咳，利尿。

萝卜 Turnip

热量28卡、脂肪0,1克，蛋白质0.9克，都很低；糖类6.4克，糖3.8克，较甜，食用纤维1.8克。维生素A、D、E、K都很微量；维生素C 22毫克（日需90毫克），不多；B6、叶酸稍多。钾191毫克，不高，钠67毫克；铜、锰稍多，钙、铁、硒、锌少量。

萝卜的营养成分不高。

抗氧化成分除了维生素C，还有花青素、类黄酮（P.62）。硫苷类异硫氰酸盐、萝卜硫素（辛辣味）（P.64）等。

含有植物固醇，助降胆固醇。

萝卜含有一种抗霉菌蛋白RsAFP2，能抑制白色念珠菌及其他几种霉菌。

萝卜有保护胃肠，抗炎症，抗癌等作用。

萝卜性凉或温，味辛甘。功能下气平喘，消食除胀，

民间有许多关于萝卜禁忌的传言，然而很少有科学根据。

芜青（大头菜）Radish

蛋白质（0.7克）、糖类（3.4克）、食用纤维（1.6克）、糖（1.9克）都稍低于萝卜，脂溶性维生素 A、K 稍多亦仅微量，维生素 C（15毫克）、B 族，钙、镁、磷也稍少。

一如萝卜，营养成分并不高。

抗氧化成分如 ß-胡萝卜素、叶黄素+玉米黄素(P.61)，以及硫苷类及异硫氰酸盐(P.64)比萝卜高。

芜青及其叶含草酸高，肾结石病人要注意。

一如萝卜，芜青有保护胃肠，抗炎症，抗癌等作用；也含有植物固醇，及抗霉菌蛋白 RsAFP2。

胡萝卜 Carrot 不是十字花科植物，放在这里，是方便与萝卜比较。

热量41卡。蛋白质0.9克，比萝卜稍多，其中苏氨酸、赖氨酸、胱氨酸（P.9-14）都高于萝卜。脂肪0.2克，很低。糖类9.6克，其中糖占了一半，所以比较甜；纤维2.8克，不少。维生素 A（类胡萝卜素形式）835微克（日需900微克），非常丰富；还有维生素 K、E，都比萝卜多；维生素 C 很少，B 族较萝卜多。钾320毫克，较萝卜多，接近一根香蕉，钠69毫克；锰、钙、磷、锌、铁有一些。

升糖指数(P.18)33，升糖负荷1，都低。

除了 ß-胡萝卜素，又含有叶黄素及玉米黄素，是所谓
"眼维生素"。还有丰富的茄红素（P. 61）。

研究显示常吃胡萝卜有助于保护眼睛，心血管；减缓老
年性黄斑退行形变；延缓失智；延缓皮肤老化；减少癌
症。

ß-胡萝卜素油溶性，油炒胡萝卜利于吸收。但胡萝卜生
吃，能保留更多维生素 C、B 族及其它营养成分。

有谓萝卜有维生素 C 氧化酶，会破坏胡萝卜中的维生素
C，所以不能同吃。其实二者（及很多植物）都有维生素
C 氧化酶（是植物自身保护的机制），也都富含维生素
C，破坏不了多少。

大量吃胡萝卜可能致皮肤出现条斑状黄染（因胡萝卜
素），无害，停吃后会退去。

胡萝卜性平，味甘，功能健脾开胃，补肝明目，补肾壮
阳，降气止咳。

其它蔬菜

竹笋 Bamboo shout

热量 27 卡，低；蛋白质 2.6 克；脂肪 0.3 克；糖类 5
克，纤维 2.2 克，糖 3 克，都属中等。维生素 A（ß-胡
萝卜素）、E 少量；维生素 C 4 毫克（5%），不
多，B6、B1 丰富，B2、B3、叶酸也不少；钾 533 毫克，
钠 4 毫克，高钾低钠，利于降血压，肾功能不好者不要

吃太多；铜、锌、锰丰富，磷、铁（3%）不少，钙、硒有一些。

含嘌呤 50-100 毫克，仍属低挡(P.48-50)。一般蔬果多在 50 以下。

竹笋是低热量，低糖，维生素 B 丰富，高钾低钠食物，有利于减肥，降糖，降血脂和降血压。

芦笋 Asparagus

热量 20 卡、脂肪 0.1 克，都很低，蛋白质 2.2 克，蛋白质中色氨酸、苯丙-酪氨酸、天冬氨酸（P.9-14）含量较高；糖类（3.9 克）约为大白菜的 2 倍，纤维 2.1 克，丰富。维生素 K 42 微克（日需量 120 微克）；维生素 A 38 微克（日需 900 微克），维生素 C 只有 5.6 毫克（日需 90 毫克），很少；B 族叶酸、B1、B2 较多，B6、B3 也不少。铁 2.1 毫克（日需 18 毫克），高，钙 24 毫克（日需 1300 毫克），不多；铜、磷、锰较多，锌、硒有一些；钾 202 毫克（日需 4700 毫克），钠只有 2 毫克，也算是高钾低钠食物。

芦笋含有丰富的可溶性纤维菊糖 Inulin(P.67)，是大肠益生菌的食物，又助通便，及阻止多种结肠疾病。

植物抗氧化成分有叶黄素+玉米黄素（P.61），斛皮素、异鼠李素、坎非醇，以及花青素（P.62）等。

含嘌呤 50-100 毫克，仍属低挡(P.48-50)。一般蔬果多在 50 以下。

芦笋有助降血压，延缓动脉粥样硬化；有轻度利尿作用。

芦笋甘寒，功能清热生津，利水通淋。

莴笋（**莴苣**）Asparagus lettuce (Celtuce)

热量 18 卡、脂肪 0.3 克、蛋白质 0.9 克，都很低；糖类 3.7 克，纤维几乎占一半。<u>维生素 A</u> 920 微克（日需 900 微克），<u>维生素 K</u> 129 微克（日需量 120 微克），都很丰富；维生素 C 20 毫克，约为橙的 1/3。钾 330 毫克，钠只有 11 毫克，是高钾低钠食物，利于降血压；锰多，镁、铁、磷、钙不少。

莴笋含有不少抗氧化成分如类胡萝卜素（P.61），多酚类黄酮（P.62）。

莴笋甘苦，凉，功能清热解毒，利水，通乳。

生菜 Lettuce

生菜有很多种，营养含量差别很大。一般说来，生菜是比较清淡的，水分多，热量和各种营养素都不算高。

热量 15 卡，蛋白质 0.9 克，脂肪 0.1 克，糖类 2.9 卡，纤维 1.3 克，都比较低。维生素 A 、K 、维生素 C、B 族都不多；钾 141 毫克，钠 10 毫克，都较低；锌、铁、锰、磷、钙、镁有一些。

抗氧化成分 ß-胡萝卜素，叶黄素、玉米黄素（P.61）不少。

含有少量<u>莴苣素</u>，微苦，有安神作用。

生菜对防治骨质疏松、缺铁性贫血、老年黄斑退化、老年失智、心血管病，及抗癌有好处。

生菜味甘、性凉；具有清热、安神、清胆、利尿的功效。

空心菜（蕹菜）Water spinach

热量 19 卡、脂肪 0.2 克，都很低，蛋白质 2.6 克，蔬菜中算高；糖类 3.1 克，有 2/3 是纤维，很多。<u>维生素 A</u>（ß-胡萝卜素形式）1890 微克，为日需 900 微克的 2 倍，但缺少维生素 D、E、K；维生素 C 55 毫克（相当于一个小橙子），B 族叶酸丰富，B2、B6、B3 也不少。钾 312 毫克（日需 4700 毫克），高，但钠也有 113 毫克（应少于 2300 毫克），不低。<u>铁</u> 1.7 毫克（日需量 18 毫克），不少；镁、钙较多。

<u>类胡萝卜素</u>、叶黄素+玉米黄素多（P.61）。

<u>空心菜草酸含量很高</u>，会影响钙、铁吸收；又会促成肾结石，肾结石病人不宜多吃。焯水可以除去大量草酸。

研究显示空心菜可以降低胆固醇和三酸甘油酯，助肝解毒，高维生素 A 及叶黄素+玉米黄素对眼有利，含铁高有助于治疗贫血，食用纤维多保护大肠和减少便秘，富含抗氧化成分有利于减少慢性炎症。

蕹菜磨碎被用于治疗皮肤小伤小病。

蕹菜甘淡凉，能清热利湿，凉血止血。

菠菜 Spinach

菠菜与羽衣甘蓝有很多相似之处。

菠菜所含的蛋白质（2.9克）在蔬菜中是较高的。脂肪（0.4克）也比一般蔬菜稍高，含有少量 ω-3（α-亚麻酸）及 ω-6（亚油酸）；糖类3.6克，纤维2.6克，高。菠菜富含维生素 A（β-胡萝卜素为主）469 微克（日需量900 微克），及维生素 K 483 微克，达日需量的4倍），不亚于羽衣甘蓝，比西兰花高4倍；也有少量维生素 E；维生素 C 28 毫克，不及半个橙子；B 族以叶酸、B6, 及 B2 多。菠菜含钾达 558 毫克，很高，常吃菠菜有利于降血压，但肾功能不好的人要适当；钠 79 毫克，也不低；菠菜含锰多，又是镁的好来源，利于骨；菠菜含钙不少，但也有很多草酸，会和钙结合，使其吸收大减，也增加肾形成草酸钙结石风险。菠菜是少数含铁多的蔬菜之一，达 2.8 毫克（日需量18 毫克），比西兰花高，可防治缺铁性贫血。一般蔬菜含硒少，菠菜是例外，含有较多硒。

菠菜是少数含中等嘌岭（172 毫克/100 克）的蔬菜，痛风患者不宜一次吃大量。

菠菜是草酸含量最高的蔬菜之一，肾结石病人应小心。但菠菜焯水可以去掉80%草酸。

菠菜含叶黄素、玉米黄素非常高，仅次于羽衣甘蓝，加上富含 β-胡萝卜素（P.61），很"补眼"。其它抗氧化成分还有花青素，坎非醇，斛皮素（P.62），及辅酶 Q10 、α-硫辛酸（ALA）（P.52）。

菠菜含有很多<u>硝酸盐</u>，可扩张血管降血压。因为含有一定量维生素C，可以部分阻止形成亚硝酸。

菠菜的另一成分<u>皂苷</u>，能刺激胰腺分泌，增进食欲。

菠菜中的大量食用纤维，利于通便和提供大肠益生菌食物。

研究表明菠菜有抗癌效果，可减少宫颈癌、前列腺癌等风险；又能护眼，降压，防治缺铁性贫血。

菠菜甘凉，功能养血止血，滋阴润燥。

苋菜叶 Amaranth leaves

热量 23 卡，蛋白质 2.5 克，色氨酸、苯丙 - 酪氨酸（P.9-14）较多；脂肪 0.3 克，糖类 4.1 克，都一般，纤维 2.2 克，不少。<u>维生素 K 1140 微克</u>（日需量 120 微克），达日需量的九倍多，比菠菜还高一倍以上；维生素 A 140 微克（日需 900 微克）不少；维生素 C 43 毫克，含量接近一个小橙子，B 族尤其是叶酸、B6、B2 丰富；钾 611 毫克（日需量 4700 毫克），很高，钠很少，只有 20 毫克，是高钾低钠蔬菜，有利降血压和减肥，但肾功能不好的人不宜多吃；锰多，铁 2.3 毫克（日需量 18 毫克），是补血的选项；钙 215 毫克（日需量 1300 毫克），不少；铜、镁、锌都不少，但因为<u>含草酸非常高</u>（达 1142 毫克/100 克），会影响铁、镁等吸收；<u>肾结石病人</u>应少吃。

含有丰富的类胡萝卜素及叶黄素、玉米黄素(P.61)，利于眼；以及类黄酮抗氧化物(P.62)。

研究显示常吃苋菜有助于抗肺癌及口腔癌。

光过敏性体质的人，食用苋菜后经日光照射，可能发生<u>日光性皮炎</u>，要注意。

苋菜味甘性寒凉，易伤阳气，对脾阳不振，便溏泄泻者不宜多吃。

苋菜籽 Amaranth seeds，不是一般苋菜的籽，与上述的苋菜叶是同属不同种，在墨西哥、秘鲁、印度、泰国等地用作粮食。与藜麦 quinoa 相似，<u>蛋白质达 13 克</u>，是米的二倍，是完全蛋白质；而且不似米麦，苋菜籽（与藜麦相似）含有不少<u>赖氨酸</u>(P.9)；又<u>不含谷胶</u>（gluten-free），适合不耐受谷胶的人吃用。苋菜籽含铁、钙丰富，镁、钾、磷及维生素 C 也不少。

有研究指出苋菜籽可以降胆固醇及 LDL。其丰富的食用纤维有利肠道健康。

牛皮菜 Swiss chard，属苋科。

热量 19 卡，很低；蛋白质 1.8 克，脂肪 0.2 克，糖类 3.7 克，纤维 1.6 克，都不高。<u>维生素 K</u> 830 微克，达日需量的 7 倍；<u>维生素 A</u> 306 微克，为日需量的 1/3，还有少量维生素 E；维生素 C 30 毫克（日需量 90 毫克），相当于半个橙子；B 族中 B6、B2 较多；钾 379 毫克，钠 213 毫克，都比较高；铜、镁、锰不少，铁 1.8 毫克（日需量的 10%），钙有一些。

含有丰富的植物抗氧化成分类胡萝卜素、叶黄素+玉米黄素（P.61），多酚类黄酮（P.62）如儿茶素、槲皮素、坎非醇、牡荆苷；还有甜菜红碱 Betalain，是强抗氧化物。

研究显示牛皮菜有助于血糖调节，促进心血管健康，抗癌，缓解神经退行性病变。

含草酸高，肾结石病人少吃。焯水可以去掉大量草酸。

味甘性寒凉；清热解毒、行瘀止血。

【羽衣甘蓝、菠菜、苋菜、牛皮菜，以及芥菜、雪里红、西洋菜、番薯叶、莴笋、西兰花等都是含维生素 K 很高的蔬菜】

【上述蔬菜，还有空心菜、甜菜等含草酸丰富，可能促成肾结石。焯水後草酸大减】

甜菜头 Beetroot

热量 43 卡；蛋白质 1.6 克，脂肪 0.2 克，都一般。特点是糖类 10 克，糖 7 克，比一般蔬菜高；纤维 2.8 克，不少。维生素 B6、叶酸较多，维生素 C 少；钾 325 毫克，钠 78 毫克，都不少；锰、铜、镁、磷较多，铁 0.8 毫克（4%）。

升糖指数（GI）61，中等，但升糖负荷只有 5，亦即因总糖量不高，对血糖冲击不大。

甜菜红碱 Betalain 是着色剂，也是强抗氧化成分，参与基因调节，防止 DNA 伤害，降低 LDL。

含短链的果聚糖较高，提供结肠内益生菌食物，但也容易引起胀气。

研究表明甜菜头有助于降压，改善运动质量，抗炎，促进消化机能和减肥，改善脑认知能力，抗前列腺、乳腺癌。

甜菜叶一如其它绿叶蔬菜，含<u>硝酸盐</u>多（P.57）。

甜菜叶含草酸多，会影响铁、钙等的吸收；也可能促成肾结石。

黄花菜（金针菜，萱草）Daylily

热量 42 卡；蛋白质 2 克，脂肪 0.9～4 克，糖类 6.8 克，纤维 1.8 克，都一般。<u>维生素 A</u> 900 微克，很丰富，够一日需要量；<u>维生素 C</u> 88 毫克（日需量 90 毫克），相当于一个橙子，B 族不少；钾 170 毫克，钠 24 毫克，都不高；铁、磷、钙不少。

含丰富的<u>卵磷脂</u>，有健脑的作用。

研究显示黄花菜有降血压，降胆固醇，抗癌的作用。

<u>新鲜黄花菜花蕾</u>含<u>秋水仙碱</u>，可能致恶心呕吐，肌痛无力，指趾发麻。开水焯过再冷水浸泡可去大部分。

黄花菜性平或凉，味甘微苦；功能清热解毒，利水通乳，止血养血，明目安神。有利于病后或产后调养。谓吃后可欢乐无忧，故称无忧草。

秋葵（羊角豆）Okra

热量 33 卡；蛋白质 1.9 克，脂肪 0.2 克，糖类 7.5 克，都一般；纤维 3.2 克，丰富。维生素 K 31.3 微克（日需 120 微克），维生素 A 36 微克（日需 900 微克），都不少，维生素 C 23 毫克（日需 90 毫克），约半个小橙子；B 族叶酸、B6、B1 丰富，其它也不少。钾 299 毫克，较多，钠 7 毫克，低；钙 80 毫克（日需 1300 毫克）；锰、镁、铜、磷不少，还有锌、硒。

植物抗氧化成分类胡萝卜素及叶黄素+玉米黄素（P.61），多酚类异槲皮素 isoquercetin（P.62）不少。

秋葵的<u>粘性</u>是由于粘多糖和果胶 Pectin。粘多糖有保护胃肠粘膜的作用，减少胆固醇在结肠的吸收；果胶是可溶性纤维，助通便及保护结肠。有人不喜欢秋葵的粘性口感。

秋葵据称可增强男性功能，是含有一种类似性激素的物质 Lepidimoide。

性寒味淡；利咽，通淋，下乳，调经。

西芹 Celery（芹菜 Chinese Celery 营养大致相似）

含水分达 95%。热量 14 卡，很低，蛋白质（0.7 克）、脂肪（0.2 可）、糖类（3.4 克）都很少，食用纤维有 1.6 克，是减肥及通便的理想食物。维生素 K 30 微克，为日需量的 25%，维生素 A（β-胡萝卜素形式）22 微克（日需 900 微克），维生素 B 族主要是叶酸、B6 稍多，维生素 C 很少。钾 260 毫克（日需 4700 毫克），钠 80 毫克（应少于 2300 毫克）；锰、铜、钙、镁有一<u>些</u>。

西芹含有丰富的植物抗氧化物，除了类胡萝卜素及叶黄素+玉米黄素（P.61），还有属于多酚类（P.62）的槲皮素，木犀草素 luteolin 等。其特别成分<u>芹菜苷</u>、<u>佛手苷</u>

内酯和挥发油，具有降血压、降血脂、防治动脉粥样硬化的效果。

西芹利通便；其果胶类成分可能抗溃疡；西芹是低酸蔬菜，民间用于抗胃酸过多，胃酸返流。

研究表明西芹有降压，防癌，抗失智，抗炎症，抗酸效果。

性凉味甘苦，能清热，凉血，利尿，解毒。

香芹 Parsley

热量 36 卡；蛋白质 3 克，脂肪 0.8 克；糖类 6 克，纤维 3.3 克。维生素 K 1640 微克，为日需量的 13.6 倍；维生素 A 421 微克，约为日需量的一半；维生素 C 133 毫克，相当于两个小橙子，叶酸及 B 族其它也很丰富；铁 6.2 毫克（日需量的 1/3），硒、镁、钙、锌不少。

富含量胡萝卜素，茄红素，叶黄素+玉米黄素(P.61)，特别是芹菜素 Apigenin 含量很高，有安神，促认知作用，可能有助于老年失智症，又是强抗氧化物。

香芹是少数含有高嘌岭（341 毫克）的蔬菜，痛风患者慎用。

香芹有助于治疗高血压，过敏，各种炎症；有安定神经，护眼，护心血管，降血糖，强固骨质，抗癌等效果。

一次吃大量可能导致宫缩。

味甘，辛，性凉。具有利水消肿，清热解毒，凉血止血，平肝降压的功效。

芫荽（香菜）Cilantro，Coriander

与上述香芹同属伞型科。

热量 23 卡；蛋白质 2.1 克；脂肪 0.5 克；糖类 3.7 克，纤维 2.8 克，都比香芹低。含维生素 K 310 微克，达日需量的 2.6 倍，仅次于香芹；维生素 A 337 微克（37%），不少，还有少量 E；维生素 C 27 毫克（日需量 90 毫克），不多， B 族叶酸、B6、B2 较多，B1、B3 也不少。钾 521 毫克（日需量 4700 毫克），钠 46 毫克，是高钾低钠蔬菜，有利降血压，肾功能不好者不要吃太多；锰、铜多，铁 1.8 毫克（10%），还有锌、钙等。

含抗氧化成分 ß-胡萝卜素丰富，还有叶黄素+玉米黄素（P.61），萜品烯，及类黄酮特别是槲皮素（P.62）。

帮助移除体内铅、砷、汞、镉等重金属毒物。

研究显示芫荽提取物有镇静作用，缓解焦虑和助睡眠；其叶和茎助降血糖；降血压，降低胆固醇及三酸甘油酯；利尿，抗尿道感染；促进消化，消除胃肠症状；缓解经期不适。又能抗菌特别是李斯特菌属 Listeria；外用或内服可助缓解皮肤刺激。

芫荽籽或其粉有很强的降血糖作用，与降糖药加合可能引发低血糖。

性温味甘，能健脾开胃，发汗驱风，利尿通便。

茼蒿 Garland Chrysanthemum（Crown daisy）

热量 24 卡、蛋白质 3.4 克、脂肪 0.6 克，都很低；糖类 4.3 克，约为大白菜的 2 倍，其中糖 2 克，纤维 2.3 克；维生素 A 116 微克（日需量 900 微克），多；维生素 K 252 微克，达日需量的 2 倍；维生素 C 不多，B 族叶酸丰富，B1、B2、B6 不少；钾 567 毫克（日需量 4700 毫克），很丰富，钠 118 毫克，也不少,肾功能不好者不要吃太多茼蒿；钙 117 毫克（日需量 1300 毫克），不少，铁 2.3 毫克（日需量 18 毫克），多；锰很丰富，铜、镁、磷、锌不少。

茼蒿含有丰富的类胡萝卜素及叶黄素＋玉米黄素（P.61），多酚抗氧化成分中，有丰富的氯原酸（咖啡豆亦含有很多），能减缓人体对葡萄糖的利用，加上茼蒿热量低，脂肪少，纤维多，有利于减肥。

性味甘平，能养心安神，润肺补肝。

莲藕 Lotus root

热量 74 卡，蛋白质 2.6 克，脂肪仅 0.1 克，糖类 17.2 克，是相对高热量、高蛋白、高糖类，但低脂肪食物，为了平衡，最好配合油脂类食物同吃。纤维 4.9 克，很多。维生素 C 44 毫克，约相当于半个橙子，B 族以 B6、B2、B1 较多。钾 556 毫克，很高，钠 40 毫克，是高钾低钠食物，利于降血压，肾功能不好者不要吃太多。铜、锰、磷、镁、铁较多。

莲藕含鞣酸多，帮助止泻，止血，藕节效果更佳。与海鲜同食，可能发生腹痛、恶心、呕吐等。

莲藕有助于改善循环，降低血压，促进消化，安抚神经。

味性甘寒（凉），煮熟後性温；功能清热凉血，健脾止泻，益血生肌。

莲子 Lotus seeds

乾莲子营养成分比生莲子约浓缩 4 倍。热量 332 卡；蛋白质 15.4 克，脂肪 2 克，糖类 64.5 克，属于高蛋白低脂高糖类食物。不饱和脂肪占 80% 以上；ω-3（主要是 α-亚麻酸）102 毫克，ω-6（主要是亚油酸）高达 1064 毫克，比例高了，太多 ω-6 不利心血管健康。维生素 B6、B1、B2、叶酸多，A 有一些；钾 1368 毫克，多，钠仅 5 毫克，高钾低钠，有利降血压；锰很丰富，镁、磷多，铁、钙、铜也不少。

莲子性平味甘涩。功能补脾止泻，益肾，养心。

茄科食物 Solanacea（Nightshade）

用作食用的有茄子、番茄、辣椒、枸杞、马铃薯等。

茄科植物一般都含有不同量的生物碱 Alkaloids，如茄碱（龙葵碱）Solanine 和查茄碱 Chaconine，又含有植物凝集素 Lectin，可阻碍营养物的吸收，及引起胀气、腹泻，或红细胞凝集溶血。充分成熟、煮或烤熟可以减少毒性。

番茄（西红柿）Tomato

蛋白质 1 克，脂肪只有 0.2 克，糖类 4 克，纤维 1.2 克。维生素 A 250 微克（日需量 900 微克），不少，维生素 K 只有 7.9 微克（日需量 120 微克）；维生素 B6、叶酸有一些，维生素 C 12.7 毫克，不多。钾 237 毫克（日需量 4700 毫克），钠只有 5 毫克，高钾低钠，利于降血压。锰、镁、铁、钙含量一般。

丰富的抗氧化物，如类胡萝卜素族，除了 β-胡萝卜素外，还有茄红素及叶黄素+玉米黄素（P.61）。另一大类抗氧化物是多酚类（P.62）的槲皮素及坎非醇（山柰素）。番茄的颜色越深，抗氧化色素越多。

研究表明：番茄有利于心脏健康，减少糖尿病、心脏病及中风；减少前列腺、卵巢、肺、胃癌；又可促进胶原生成，保护皮肤；改善视力。

番茄中的柠檬酸、苹果酸有促进消化和利尿作用。

未成熟番茄含有类似茄碱（龙葵素）的物质，致苦涩，胃肠不适，水煮不会消失，但成熟后消失。

番茄成熟时，会产生较多乙烯气体 Ethylene，加速成熟过程，也加速一同存放的其它蔬果成熟。

番茄甘酸微寒，功能清热解毒，生津止渴，健胃消食。

茄子 Eggplant

与同为茄科的番茄接近：蛋白质 1 克，脂肪微量，糖类 6 克，纤维占了一半，但维生素 A、E、K 仅微量，维生素 C 也不多，B6 较多。钙少，锰、镁、铁多一些；钾 229 毫克，钠只有 2 毫克，也是高钾低钠食物，有利降血压。

紫色茄子营养较高。

茄子特别是皮含有芸香苷（芦丁 Rutin——助维生素 C 改善微细管脆性，防止出血），及橙皮素、槲皮素、花青素等多酚类（P.62）抗氧化成分。

含嘌岭 50-100 毫克，仍属低挡。一般蔬果多在 50 以下。

茄子性寒味甘，能清热解暑，散瘀消肿，容易长痱子、生疮疖的人不妨试试。但脾胃虚寒或哮喘患者不宜多吃。烹煮时加点姜或姜黄、胡椒，可以抵消寒性。

在茄子萼片与果实相接处，有一圈浅色环带，是生长区，环带越宽，表示茄子越嫩。

辣椒 Capsicum, Cayenne pepper, Chili

种类多，以红辣椒 Red chili pepper 为例：含蛋白质 1.9 克，胡萝卜素、维生素 C 很高，B6 也不少。铁、镁有一些。作为调味，用量小，营养素含量多少较不重要。

其主要生物活性成分是辣椒素 Capsaicin，使辣椒有特别的辛辣味，也具有一些特殊的营养健康功能：辣椒素刺激交感神经，增强能量代谢；又促进脂肪代谢，有利减肥；刺激生成一氧化氮 NO，降低血压，促进血液循环，阻止粥样斑块形成；减少致痛 P 物质生成，缓解疼痛；刺激胃肠道引发抗炎反应，减轻身体炎症；刺激唾液和胃液的分泌，增加食欲，帮助消化。

但过量会引发胃灼热或胃酸反流，或肠痉挛，又使肛门烧灼刺疼，痔疮出血。

辣椒富含抗氧化成分类胡萝卜素（P.61），如<u>辣椒红</u> Capsanthin，能刺激食欲，促进肠蠕动，还可能有抗癌作用；叶黄素(P.62)保护视网膜和晶体。

中国四川、湖南喜食辣椒的地区，胃溃疡的发病率低。研究认为是由于辣椒能刺激人体前列腺素 E2 释放，有利于胃黏膜的再生，防治胃溃疡。仅供参考。

有研究指出：长期食用辣椒或辣椒粉，可能增加口腔、咽喉，及胃和胆囊癌的危险。

辣椒性味辛温，发汗解表；刺激呼吸道粘膜分泌，化痰止咳，有助治疗上呼吸道炎症。

慢性肾病，高血压，慢性胆囊炎及痔疮患者，阴虚有热者少吃辣椒。

灯笼椒 Bell Pepper

蛋白质 1.1 克，脂肪很微；糖类 6 克，其中糖（葡萄糖和果糖）2/3，纤维 1/3。红的更成熟，营养比黄的高。<u>维生素 C</u> 148 毫克，几乎是橙的 2 倍，<u>维生素 A</u> 600 微克（日需量 900 微克），很高；还有少量 E 和 K，B 族以 B6 及叶酸较多。钾 211 毫克，钠只有 4 毫克，一般；锰含量较高，镁、磷、铁也有一些。

灯笼椒含有特别的<u>辣椒红 Capsanthin</u> 及<u>辣椒胺 Capsicin</u>，既是强抗氧化剂，又能刺激胃液分泌，增进食欲、帮助消化，促进肠蠕动，防止便秘。<u>茄红素、β- 胡萝卜素，叶黄素、玉米黄素</u>（P.61）特别丰富，所以说灯笼椒"补眼"。还有多酚类的槲皮素（P.62）。黄、红椒含抗氧化成分更多。

含嘌岭 50-100 毫克，仍属低挡(P.48-50)。一般蔬果多在 50 以下。

灯笼椒味辛性热，功能温中散寒，驱风发汗，祛痰除湿。

枸杞 Wolfberry（Goji berry）fruit

干枸杞热量 349 卡，蛋白质 14 克，含有所有的必需氨基酸，其中苏氨酸，苯丙氨酸-酪氨酸（P.10-14）较丰富。脂肪 0.4 克。糖类 77 克，其中糖 46 克，所以较甜；纤维 13 克，不少。维生素 A（ß-胡萝卜素形式）达 8040 微克（9 倍日需量），非常高；维生素 C 只有 49 毫克，不到一个小橙的 C 含量，B2、B1 不少。铜、硒、铁（6.8 毫克，6%），钙(190 毫克，15%)、锌也不少；钾 840 毫克(日需量 4700 毫克)，很高，钠 298 毫克（应低于 2300 毫克），不少。

抗氧化成分尤其是类胡萝卜素、叶黄素-玉米黄素（P.61）很丰富，所以说枸杞护眼；还特有枸杞多糖 Lycium barbarum polysaccharides，对降"三高"、抗衰老、抗癌有一定作用。

研究显示枸杞能延缓老年性视黄斑退化和青光眼；促进免疫；保护皮肤；降低血糖和升高高密度脂蛋白胆固醇 HDL；防止脂肪肝；缓解抑郁、焦虑，促进愉悦，改善睡眠，提升学习能力；增强睾固酮及性能力。

枸杞性平味甘，滋补肝肾，益精明目，补气强精。

枸杞叶营养大致如枸杞，但糖类，多酚类多种成分，植物固醇，及铁、锌、钙、镁、硒等高于枸杞果。

葱属 Allium 及其它

葱属的营养有一些共同点：蛋白质中含硫氨基酸（甲硫氨酸及半胱氨酸）多。富含抗氧化物大蒜素等含硫化合物，谷胱甘肽。维生素 A、K 丰富（洋葱、蒜例外）。

洋葱 Onion

热量低。蛋白质 1.1 克，一如多数蔬菜。富含含硫的甲硫胺酸和半胱氨酸（P.9-14），对皮肤毛发重要。脂肪仅微量。糖类 9.3 克，纤维 1.7 克，不算多。富含维生素 C、B 族尤其是叶酸和 B6，但缺少 A、K 等脂溶性维生素。钠少（4 毫克）而钾较多（146 毫克，4%）；钙、镁、铁、锰、硒也不少。

抗氧化物槲皮素、花青素（P.62）很丰富。其它有抗癌作用的含硫抗氧化物洋葱素 A（Onionin A），大蒜素 Allicin 等。大蒜素有很强的杀菌和抗病毒作用，可防治流感，降胆固醇，产生一氧化氮 NO 扩张血管降血压，抗凝血，从而减少心血管疾病；又能增进食欲，促进消化，并有发汗，利尿作用。大蒜素使洋葱具有强烈的刺激气味，对眼、皮肤、胃有刺激，将洋葱根端浸于冷水中数分钟可除去大部分。

红色比白色洋葱辛辣味更强，含更多抗氧化成分，黄色居中。

洋葱性微温，味辛辣。功能健胃理气，解毒杀虫。

葱 Green onion，Scallion

蛋白质 1.8 克，比洋葱高；脂肪微量；糖类 7 克，纤维有 2.6 克，不少。维生素 K 207 微克，达日需量的 172%；维生素 A 294 微克（33%），也不少；维生素 C 只有 20 毫克（日需量 90 毫克）；B 族特别是叶酸、B1、B2 较多；锰、铁、钙、镁不少；钠 16 毫克，钾 276 毫克（日需量 4700 毫克）。

葱所含大蒜素 Allicin 抗细菌、病毒；又抗凝血，帮助扩张血管降血压；大蒜素和挥发油刺激食欲，帮助发汗和利尿。

由于大蒜素的刺激作用，胃肠道疾病患者特别是溃疡病的人不宜多食。有谓过多食用葱会损伤视力。

多项研究发现：葱或其提取物由于多方面的综合作用，有降血脂、降血压、降血糖的效果。

葱辛温，发汗解表，通阳，利尿。

荞头 Leek

营养成分与葱相似：蛋白质 1.5 克、脂肪 0.3 克、糖类 14 克，食用纤维 1.8 克，不多。维生素 A（ß-胡萝卜素）、K、C、B6 较多，矿物质铁、镁、钙较多。

含有丰富的抗氧化成分如多酚类（P.62）坎非醇，硫化物如大蒜素。

荞头味辛性温，健脾和胃，理气宽胸、通阳、祛痰。虚热病人慎用。

韭菜 Chives

热量低，只有30卡，而营养较高，蛋白质有3.3克，比葱高一倍；脂肪0.7克；糖类4.4克，纤维有2.5克；<u>维生素K 213微克</u>（日需量120微克），很高；**维生素A 218微克**（日需量900微克），在葱科中是很高的；维生素C 52毫克，约如一个小橙子；B族特别是叶酸、B6、B2较多，钾296毫克（日需量4700毫克），钠只有3毫克，是高钾低钠蔬菜，有利降血压；锰、铜、镁不少，钙90毫克（7%）、铁1.6毫克（（9%））。

<u>ß–胡萝卜素、叶黄素+玉米黄素</u>（P.61）非常丰富，远高于葱、洋葱和蒜。又富含<u>大蒜素</u>，其它含硫抗氧化物及其转化的一氧化氮NO，助扩张和软化血管。

研究表明韭菜有助抗癌（谓因抗氧化物、含硫物），防止骨质疏松（富含维生素K及A），改善记忆、认知及防止失智（因胆碱、叶酸），但还需要更多研究。

韭菜含<u>草酸多</u>，肾结石病人不宜多吃。焯水後草酸大减。

韭菜辛温；功能健胃，提神，止汗，固涩。

蒜 Garlic

虽然同属于葱科，营养却特别高。热量149卡，蛋白质

6.4 克，**苯丙氨酸-酪氨酸，色氨酸，苏氨酸**（P.9-14）不少。脂肪 0.5 克，糖类 33 克，都是葱的 3 倍；少量维生素 A、K；维生素 B 族尤其是 B6 1.2 毫克（70%）丰富，B1、B2 也不少；维生素 C 31 毫克，相当于半个橙子；钾 401 毫克（11%），钠只有 17 毫克，是高钾低钠食物，有利降血压；锰、铜、硒、磷、锌很多，钙 181 毫克（14%）、铁 1.7 毫克（9%）。

蒜含类胡萝卜素、叶黄素+玉米黄素不多。但含有多种硫化物，是新鲜大蒜刺激气味的来源，其中特别是大蒜素 Allicin，有很多健康上的好处：具有明显的抵御细菌、病毒的作用；又抗凝血，帮助扩张血管降血压；减少结肠癌的发生。大蒜素和挥发油可以刺激食欲，增进消化，帮助发汗，利尿。当然其它抗氧化成分也是使大蒜在营养卫生上占有重要地位的原因。

大量研究显示，常吃大蒜有助于防感冒；降血压，降胆固醇及低密度脂蛋白胆固醇 LDL，但对提高高密度脂蛋白胆固醇 HDL 和降低三酸甘油酯影响不大。有研究表明大蒜可降低得肺癌、前列腺癌和脑瘤的风险，可能是由于大蒜中的多种含硫化合物及其转化成的大蒜素所致。硫化物对肠道细菌也有强大的抑制作用。又有证据显示较大剂量的大蒜可降低铅中毒患者血中铅的浓度，减轻铅中毒症状。

中医认为大蒜味辛性热，多吃会耗散气血，伤眼。体弱虚热及眼疾病患者慎用。

姜 Ginger

热量 80 卡；蛋白质 1.8 克，糖类 18 克，脂肪只有 0.8

克。维生素 B6 及其它 B 族、C 有多少，钾 415 毫克，钠 13 毫克、铜、镁、锰较多，铁也有一些。

姜含姜醇 Gingerol，又称姜辣素，是强抗氧化及抗炎物质，研究显示可能有抗胰腺癌、乳癌、卵巢癌的作用。姜可以抑制细菌，减少口腔和呼吸道疾病；姜加速胃排空，有助于治疗消化不良；姜有效地缓解经痛。研究发现，姜可能促进脑的机能，防治老年性认知下降；服用姜粉 2-3 克/日，连续 2-6 周，可以降血糖和血脂。但还需要进一步研究。

姜可以有效地防止恶心，如晕动症，怀孕以及手术、化疗所致的恶心，可以口服，也可以局部贴于肚脐或手臂"内关"穴。

口服或外擦姜对运动引起的的肌肉酸痛及骨关节炎疼痛有效，认为可能因其抗炎作用。

姜味辛性温热，能温中散寒，活血通经。体质虚热的人不宜食用。

姜皮味辛性凉，可适度平衡生姜的温热，又有利尿消肿作用。

请注意腐烂生姜含黄麴霉素和黄樟素，是毒物也是致癌物。

九层塔（罗勒）Basil

维生素 K 丰富，其次是 A，B 族；少量锰、铁、钙。

含罗勒烯 Ocimene、蒎烯 Pinene、桉叶素 Cineol、丁香油酚 Eugenol、丁香酚 Eugenol 等芳香化合物。

初步研究显示：九层塔可能减轻因压力及年龄导致的记忆丧失、抑郁；缓解中风後遗症；降低血糖、胆固醇及三酸甘油酯；降血压；抗凝血；防止 Aspirin 对胃肠的伤害；防乳腺、结肠、胰腺癌；抑制牙垢细菌生长；提神，驱蚊等。

民间用于治疗多种疾病，美容，驱虫，提神等。

蕈类 Fungi

蘑菇 Mushroom

新鲜蘑菇含热量 22 卡；蛋白质 3.1 克，在蔬果中是高的；脂肪仅微量；糖类 3.3 克，其中纤维 1 克；有 1-5% 日需量的维生素 D（不同品种含量差异很大。一般蔬果少有 D），少量维生素 C，维生素 B2、B3、B6 及叶酸稍多，还有约 1-4% 日需量的 B12（B12 几乎只存在肉食中。蘑菇、紫菜是素食者 B12 的好来源）；少量胆碱（但王蘑菇含胆碱 202 毫克，达日需量的 37%）。钾 318 毫克（日需量 4700 毫克），钠 5 毫克，为高钾低钠食物，有利降血压；硒和铜不少（一般蔬果含硒不多），铁、镁、锌有一些，很少钙。

王蘑菇营养成分可高数倍甚至十倍。

蘑菇的糖类中有一种叫葡聚糖 Glucan (P. 67)，是可溶纤维，能加强消化道功能，帮助降低血胆固醇和血糖，增强免疫机能。

蘑菇含有很多抗氧化成分：谷胱甘肽 Glutathione 是人体最重要的抗氧化成分之一，又是解毒剂 (P. 49)；麦角硫因Ergothioneine抗氧化，又助降低血三酸甘油酯；此外还有类黄酮（P.62），配合维生素C，胆碱，硒等，因此蘑菇有利于抗多种疾病和抗癌。

含嘌呤5-100毫克，属低挡，一如多数蔬果。

蘑菇味性甘平，助消食，清神，平肝阳。

木耳 Agaric, Edible tree fungus，Wood ears（无统一英译名）

干木耳含热量284卡；蛋白质9.3克，脂肪0.7克，糖类73克，几乎全是纤维；维生素B2、B3丰富，B6、叶酸也不少，维生素K及类胡萝卜素有一些；钾754毫克（日需量4700毫克），很高，钠35毫克，为高钾低钠食物，有利降血压；铁6毫克（日需量18毫克），比菠菜、西芹高很多，是防治缺铁性贫血的好食材；锰很丰富，硒4.3微克 达日需量的79%；还有磷、铜、钙、锌。

一如蘑菇，木耳含有葡聚糖及不少抗氧化成分。

有关木耳的系统研究不多。有研究表明木耳能减缓老年性脑退化，保护肝；动物实验显示木耳抗凝血，降血脂，降血糖，抗溃疡，抗辐射，抗癌肿，促进免疫，阻早期妊娠，但还需要更多证明。

鲜木耳含卟琳，能引起光敏性皮炎。

干木耳（以及菇类）浸泡时间长，容易繁殖细菌（椰毒假单胞杆菌），产生米酵菌酸，曾发生中毒事件。木耳浸泡后如发现有异味或手摸有粘液感觉，应立即丢弃。有建议用冷水浸泡 15 分钟为宜，热水浸泡发的快，但会使木耳失去脆性。

木耳性味甘，平。功能补气养血，润肺止咳。

木耳有<u>抗凝血</u>作用，与抗凝血药或有抗凝血作用的保健品或食物同吃要慎重；有出血性疾病、腹泻者的人应不食或少食；孕妇不宜多吃。

海藻 Seaweed

是海带、紫菜、裙带菜 Wakame、石花菜 Gelidium 等海洋藻类的总称。

海带 Kelp，昆布 Kombu

中国的是海带，黑褐色；日本的是昆布，绿褐色。二者同属海带目，但不同科，营养成分接近。

热量 43 卡；蛋白质 1.7 克，比很多蔬菜高，赖氨酸（P.9）较多，可补米面之不足，色氨酸，苯丙氨酸-酪氨酸（P.10,14）不少；脂肪 0.6 克，相对高了，一般蔬果只有 0.1-0.3 克，还有少量 ω-3（8 毫克）和 ω-6（20 毫克）；糖类 6 克，也比蔬菜高，纤维 1.3 克，比蔬菜少。<u>维生素 K</u> 66 微克（日需量 120 微克），不少，A、E 有一些；叶酸丰富，B2 不少，C 只有一点点。钾 89 毫克，很低，<u>钠 233 毫克</u>（应少于 2300 毫克/日），<u>很高</u>；镁丰富（121 毫克，29%），<u>钙</u> 168 毫克（日需量 1300 毫克，13%），<u>铁</u> 2.9 毫克（14%），都很高；铜、磷、锌、锰都不少。

特别的是海带是<u>含碘很高</u>，每 100 克达 252.4 毫克或更高（不同品种或产地差别很大），而日需量仅 0.15 毫克，吃一小块（约 1 克）便会超量 20 倍。由于人体的自我调节，把多余的碘排出，大多数人都能耐受大量碘摄入，可是长期摄入过量碘会导致甲状腺机能紊乱，发生甲亢或甲低。海带<u>煮 15 分钟，碘损失 90%</u>；十字花科蔬菜如西兰花、椰菜、白菜能阻止碘吸入。

海带的蛋白质中，有不少酪氨酸 tyrosine（P.14），正好配合碘合成甲状腺激素。

另一值得注意的是海带含钠很高，100 克有 233 毫克，为日需量的 10%（应低于 2300 毫克），高血压或心脏病人不宜多吃。

海带会吸收和<u>积聚多种重金属如镉、汞、铅，</u>一般都在安全范围内。但长期食用可能超标。

海带含有不少类胡萝卜素（P.61）及多酚（P.62）抗氧化成分。前者较特别的是<u>墨角藻黄素 Fucoxanthin</u>，其抗氧化能力比维生素 E 强 13 倍；又能减少体脂，帮助减肥，以及帮助血糖控制。海带的<u>藻酸盐</u>也能降低血糖。

海带是好东西，但不要长期大量食用。

含嘌岭 50-100 毫克，属低挡（亦有资料说含嘌岭高）。

海带咸寒，能软坚化痰，利水泄热。

紫菜，海苔 Seaweed，Sea sedge，Nori（日本名）

紫菜是煮熟後才能吃的。能即食的是紫菜的一种——条斑紫菜，也叫海苔 Sea sedge 或 Nori，但往往都叫

Seaweed。

干紫菜 100 克含热量 306 卡；蛋白质 6 克，脂肪 0.3 克，糖类 81 克，其中糖 3 克，纤维 8 克；维生素 B 少量；镁、铁很丰富，不同品种含铁 2-66 毫克（日需量 18 毫克）；钾不少，钠不及海带的一半，但还是高的。

干紫菜含碘约 10 毫克，不同品种差别很大。

紫菜含有丰富的生磺酸，对脑和视网膜，肌肉的发育很重要。紫菜是提取牛磺酸的原料。

海苔含碘 3.7 毫克，仅及海带的 1%，但对于日需量 0.15 毫克来说，仍然是高的，所以吃海苔要适量。

海苔含有 1-4% 日需量的维生素 B12。B12 主要含于动物性食物，因此素食者容易缺乏，海藻可以为素食者补充，但也有人认为海藻所含只是类似 B12。

含嘌岭>300 毫克，非常高，与动物肝不相上下，但因海苔很轻，每次吃很少，不必担心。

海藻类性寒凉，味苦咸。功能清热，利水，化痰，清心。

瓜类 Squashes, Gourds and Melons

黄瓜 Cucumber

（去皮）热量只有 10 卡，蛋白质 0.6 克，脂肪 0.2 克，都很少，糖类 2.2 克，纤维 1 克；维生素 K 、A 有一些，C、B 族都不多；钾 136 毫克，钠 2 毫克，也不高；

镁、锰、铁、钙、铜有一些。

由于其低热量，低脂肪，低糖类，低钠，是减肥的良好食物。含水量达 95%，一根黄瓜就像一杯水，是补充水分的好来源。

黄瓜中的葫芦素 Cucurbitacin 可能有抗炎和抗胰腺癌作用；木脂体 lignan 对与雌激素有关的癌症如卵巢癌、乳腺癌、子宫内膜癌、前列腺癌，可能有防治的效果，但都还需要更多的研究。

抗氧化成分还有类黄酮(P.62)如漆树黄酮 Fisetin（可能帮助记忆和减缓失智），三萜类 Triterpenes（抗炎症和加强免疫）。黄瓜含少量类胡萝卜素，叶黄素+玉米黄素(P.61)。

含有丙醇二酸，能抑制糖类转化为脂肪，利于减肥。

这些成分主要集中在黄瓜皮和籽。

黄瓜片贴于皮肤，可能纾缓皮肤刺激、肿胀和炎症；也被用于美容。

黄瓜味甘性凉，功能清热，解毒，利水。

冬瓜 Wax gourd, Winter gourd

含水达96%。蛋白质仅 0.6 克，脂肪微量，糖类 3.4 克。是低热量食物。维生素 C、B 族少量；钾 150 毫克，钠 2 毫克，都不高；锌、镁、锰、铜、钙少量。

冬瓜含有较多的抗氧化物如类胡萝卜素（P.61）、类黄酮（P.62）。

与黄瓜类似，冬瓜含<u>丙醇二酸</u>，能抑制醣转化为脂肪。

有研究指出冬瓜或其提取物可能防或治胃溃疡、糖尿病，减轻炎症。

冬瓜甘淡，凉。能清热，生津，利尿，解毒，化痰。

南瓜 Pumpkin

蛋白质只有 1 克，脂肪微量，糖类 6.5 克，纤维很少。<u>维生素 A</u>（β-胡萝卜素形式）426 微克（日需量 900 微克）很高；维生素 E、K 有一些；维生素 C 只有 9 毫克，（10%），B2、B6、叶酸较多。钾 340 毫克，高（与香蕉接近），而钠只有 1 毫克，是高钾低钠食物，有利降血压；铜、磷、镁、铁、锌、钙有一些。

升糖指数 66，中等，但升糖负荷只有 3，即吃一分量对血糖升高影响不大，但不要连续吃大量。

南瓜（和下述节瓜）的蛋白质组成，色氨酸、苯丙氨酸-酪氨酸（P.10-14）较多。

抗氧化成分除了维生素 C、E 及 β-胡萝卜素外，还有玉米黄素、叶黄素等（P.61）。

南瓜性温味甘，能潤肺益氣，止咳化痰。

节瓜 Zucchini（Chieh qua）

蛋白质 1.2 克，糖类 3.1 克，仅及南瓜一半，其中 1/3 是纤维；脂肪微量。类胡萝卜素较丰富，维生素 K，以及维生素 C、B6、B2、叶酸不少；钾 261 毫克，钠只有 8

毫克，是高钾低钠食物，有利降血压。锰、镁稍多，磷、铁、钙少量。

一如南瓜，节瓜的蛋白质组成，色氨酸、苯丙氨酸-酪氨酸（P. 10-14）较多。

除了维生素 C 及 β-胡萝卜素外，其它抗氧化物有叶黄素+玉米黄素(P. 61)不少，皮中更多。

常吃节瓜对保护视网膜和晶体，减少癌症如前列腺癌有好处；又有利于结肠健康，缓解便秘和助减肥，稳定血糖，减少总胆固醇及坏胆固醇 LDL，助降血压。

有研究显示节瓜提取物可加强骨质，限制前列腺增生，稳定甲状腺机能。

节瓜性味平和，能清热消暑，利水消肿。

苦瓜 Bitter gourd

蛋白质 3.6 克，在瓜类中是比较高的。糖类 7 克，纤维 2 克。维生素 C 很丰富，B 族尤其是 B6 和叶酸不少，维生素 A 也有日需量的 8%；钾 602 毫克，很高，钠只有 13 毫克，是高钾低钠食物，有利降血压。锰、铁较多。

苦瓜囊和籽可吃，与苦瓜有同样好处。

苦瓜含有类胡萝卜素、叶黄素+玉米黄素(P. 61)，以及多酚类抗氧化成分如类黄酮(P. 62)等。

苦瓜含有苦瓜苷 Charantin 和喷瓜素 Elaterin、奎宁（苦味）等化学活性物质，能降低血糖，刺激食欲；又含有葫芦素 E Cucurbitacin E，可能有抗炎和抗胰腺癌效果。

民间用苦瓜治疗与糖尿病有关的病症，研究发现，苦瓜降血糖，降血糖指标 HbA1c，可能是因为加速血糖利用及促进胰岛素分泌。又能降低血胆固醇、低密度脂蛋白胆固醇及三酸甘油酯。

研究显示：苦瓜提取液能抑制胃、结肠、肺和鼻烟癌细胞，阻止乳腺癌扩散。但还需要更多研究。

孕妇不宜吃苦瓜，因为含有奎宁，可能引起宫缩和流产。

苦瓜性寒味苦，能清热凉血，对中暑发热、痱子疮疖有一定疗效。

葫芦 Calabash（Bottle gourd）

热量只有 15 卡，蛋白质 0.6 克，很低；几乎无脂肪；糖类也只有 3.7 克，是减肥的理想食物。纤维 1.2 克。维生素 C、B 族都不多；钾 170 毫克，钠 4 毫克，都不高；钙、铁、镁、锌有一些。

抗氧化物有类黄酮（P.62）等。葫芦素可能有抗炎和抗胰腺癌效果。

实验表明葫芦或其叶能降血脂，血糖，减少心血管疾病，缓解哮喘。

葫芦味甘性平；能润肺，利尿，消肿，散结。葫芦瓢及籽味苦，性寒，有毒。

佛手瓜 Chayote

热量只有 19 卡，蛋白質 0.8 克，几无脂肪，有利减肥。糖类 4.5 克，其中約 1/3 是纤维；<u>维生素 K</u>，维生素 C、B6、叶酸較多，钾 125 毫克，钠 2 毫克，都很低。<u>锌、锰</u>较多，镁、铁、钙有一些。佛手瓜苗含<u>硒丰富</u>。

植物性抗氧化成分有类黄酮(P. 62)，槲皮素，<u>桑色素</u> morin，坎非醇，<u>尤其楊梅樹皮素</u> myricetin 含量高，研究表明有抗炎、抗糖尿病、降膽固醇及抗癌作用。

佛手瓜提取液可能防止脂肪堆积于肝。

佛手瓜性凉味甘，功能理气和中，化痰止咳。适宜于消化不良、胸闷气胀、以及咳嗽多痰者。

丝瓜 Luffa（Sponge gourd）

热量 56 卡，蛋白质 0.7 克，脂肪 0.3 克，糖类 14 克，其中糖 5 克，比很多瓜都高，纤维 2.9 克，不少。类胡萝卜素、维生素 C 较丰富，B 族不多，钾 453 毫克，钠 21 毫克，是高钾低钠食物，有利降血压。铁、镁、磷稍多。

其它抗氧化成分有类胡萝卜素、茄红素、叶黄素、玉米黄素(P. 61)等。

性味甘、寒，解热毒，利小便。

民间有用丝瓜防治感冒，关节酸痛，催乳，美容等。

木瓜 Papaya

热量 38 卡，蛋白质 0.6 克，脂肪 0.1 克，都不高。糖类 10 克，其中纤维 2 克。维生素 C 62 毫克（日需量 90 毫克），相当于一个小橙；维生素 A 328 微克，约为日需量的 1/3，蔬果中算高；还有少量 E、K；B 族有一些，叶酸较多；钾 257 毫克，钠 3 毫克，是高钾低钠食物，有利降血压。钙、镁、锌、硒、锰有一些。

升糖指数 60，中等；但升糖负荷只有 6.4，只要不连续吃大量，影响不大。

抗氧化成分有胡萝卜素，茄红素，叶黄素+玉米黄素（P.61）等。

因木瓜含有较多茄红素，一次大量吃木瓜，皮肤可能出现条斑状黄染，停吃后退去。

木瓜蛋白酶 Papain 能帮助消化；将肉先用木瓜处理，可使肉变嫩。

有人用木瓜治疗便秘，肠易激症 IBS；局部用于皮肤疮疡；也用于防治高血压、肾炎、便秘、胃病，护肤养颜。

未成熟的青木瓜含有大量胶乳 Latex，可能引起子宫收缩流产，或引起过敏。

木瓜性温味酸，平肝和胃，舒筋活络。

西瓜 Watermelon

蛋白质 0.6 克，脂肪 0.2 克，都很低；糖类 8 克，其中糖达 6 克；纤维仅 0.4 克；维生素 A、C 较丰富，钾、铁、镁有一些。

升糖指数 72，虽然高，但升糖负荷只有 4，不高，只要不连续吃大量，影响不大。

含有瓜氨酸 Citrulline，可助升高血中氧化氮 NO 浓度，扩展血管降血压；又可减缓肌肉酸痛。

抗氧化成分有茄红素、胡萝卜素（P.61）等。

动物实验，西瓜粉可降低炎症指标 C-反应蛋白。

研究显示西瓜有助于减缓老年性眼黄斑退变，维护皮肤毛发健康，谓可能因丰富的维生素 C、A 及茄红素、类胡萝卜素等。

西瓜甘寒。能清热除烦；解暑生津；利尿。

香瓜 Muskmelon　包括哈蜜瓜 Cantaloupe，蜜瓜 Honeydew。

热量 34 卡，蛋白质 0.8 克，脂肪 0.2 克，都比较低。糖类 8 克，其中纤维只占十分之一；维生素 A（β-胡萝卜素形式）600 微克，达日需量的 67%，比很多水果多；维生素 C 55 毫克，达 61%，相当于一个小的橙子；叶酸、B6 不少；钾 267 毫克，不少，钠只有 16 毫克，是高钾低钠食物，有利降血压；铁、镁少量。

升糖指数 65，中等，升糖负荷只有 3.1，

植物抗氧化成分有没食子酸 Gallic acid，鞣花酸 Ellagic acid，咖啡酸 Caffeic acid（P.62）等。

香瓜成熟时，会产生较多乙烯气体 Ethylene，加速成熟过程，也加速一同存放的其它蔬果成熟。

香瓜甘寒，能清热解暑，利尿。

豆类Legumes（bean, peas, lentils）

包括大豆、鹰嘴豆、小扁豆、蚕豆、豌豆，以及花生等。

100 克乾豆类含蛋白质 20-30 克。新鲜豆类含蛋白质达 5 克以上，为一般蔬果的数倍。豆类蛋白包含各种必需氨基酸，包括丰富的精氨酸、谷氨酸、亮氨酸；赖氨酸也很多，但缺少甲硫氨酸(P.9-14)。而米、麦富含甲硫氨酸但缺少赖氨酸【助记忆：豆缺甲，谷少赖】，因此豆焖饭是很好的搭配。

各种干豆的脂肪含量差异很大，可以从 1 克到几十克。新鲜豆类脂肪虽然也很低（约 0.4 克），仍然比一般蔬果高。

糖类 50-60 克，主要是淀粉，其中约三分之一是直链淀粉 Amylose。直链淀粉比枝链淀粉 Amylopectin 难消化(P.18)，升糖指数低，有利糖尿病人。

又含有性抗淀粉 Resistant starch（P.19），对结肠健康，结肠内益生菌很重要。

与其它蔬果类似，豆类富含纤维，加上高蛋白质，研究表明可抑制饥饿素（生长素释放肽）Ghrelin，以及促成饱足感的肽类如 Peptide YY、GLP-1、胆囊收缩素等，降低食欲，利于减肥；可溶性纤维酵解生成的丙酸、丁酸等，提供营养给结肠益生菌，保护结肠（P.19）。

豆类富含维生素 K 及钙、锰，老人常吃有利于延缓骨质疏松。<u>维生素 A</u>（β-胡蘿蔔素形式）利于眼及皮肤。B6、叶酸为胎儿早期神经发育必需。<u>胆碱</u>不少，与脑和神经发育有关。

<u>锂</u>、<u>镁</u>很丰富而<u>钠少</u>，有利于降血压。<u>含铁多</u>，有助治疗缺铁性贫血。

<u>豆类升糖指数 14-20</u>，低，外皮含<u>抗性淀粉</u>，对糖尿病人有利。

抗氧化成分除了维生素 C 和类胡蘿蔔素（P.61），还有多酚（P.62）类黄酮如<u>金雀异黄素 Genistein</u> 和<u>大豆苷 Daidzein</u>，有助于抗慢性炎症及相关的糖尿病、高血压、心血管病、癌症等。植物固醇有助于降胆固醇。

豆类含有<u>植酸 Phytic acid</u>，会妨碍矿物质钙、镁、铁、锌的吸收。

<u>嘌呤含量</u>于新鲜豆类不高：100 毫克以下，但不少干豆含嘌呤量可至中等：100-200 毫克。

多项研究证明，常吃豆类有利减肥，减少体脂，缩减腰围；降低胆固醇及低密度脂蛋白 LDL，降血压，减少心血管疾病；促进肠道健康，减少肠道疾病如胃酸反流，溃疡病，痔疮；提供大肠益生菌食物，保护结肠健康。

豆类或豆荚含有不同<u>植物毒素</u>如皂素 saponin，可能引起腹泻；<u>植物凝集素 Phytoagglutinin</u>，可能导致红细胞凝聚溶血；或<u>氰化物</u>，可能引起呼吸困难和神经症状。要煮熟破坏毒素后才能食用。

吃豆类容易引起<u>胀气</u>，因为其食用纤维中的<u>低聚糖</u>，固然有利益生菌生长或肠道健康，但也会在结肠发酵（特别是棉籽糖、水苏糖），产生多量气体，引起胀气。

大豆（黄豆）Soybeans

蛋白质及油脂含量在豆类作物中都居首位。100 克**干大豆**含热量 446 卡。蛋白 36 克，其中有人体所必需的各种氨基酸，与动物蛋白相似，是植物中少有的"完全蛋白质"；又能被人体很好地吸收利用，即所谓"生物利用率"，高达 90%，是优质蛋白质。大豆蛋白質的賴氨酸很丰富，而甲硫胺酸少（P. 9-10），與米麥缺少賴氨酸而多甲硫胺酸可以互補。脂肪 20 克（日需量为 78 克，旧 65 克），主要为不饱和脂肪，其中有 ω-3（主要是 α-亚麻酸）330 毫克，在蔬果中少见，但 ω-6（主要是亚油酸）多：9924 毫克，而太多 ω-6 不利心血管。又含有对神经有益的磷脂 116 毫克（日需量 550 毫克），很高，榨油後的豆渣常用于制造磷脂保健品。糖类 30 克，淀粉占一半，糖 7 克；纤维 9 克，不少，有利结肠健康。维生素 K 47 微克，为日需量的 39%（不同来源数据差异大）；維生素 A、E 有一些；B 族特别是叶酸，达日需量的 94%，B1、B2 都较多，促进代谢及神经发育。钾达 1797 毫克，为日需量的 51%，而钠只有 2 毫克，是很好的高钾低钠食物，有利降血压。镁达 70%，铁、铜很丰富，几乎达日需量 2 倍，有助于防治贫血；磷、锰均能满足日需量；多数蔬果含硒少，但大豆硒较多，锌、钙也不少。

干大豆的嘌呤可达 200 毫克，中等，痛风患者慎用。

新鲜大豆营养成分约为干大豆的 1/3，含蛋白质 13 克，脂肪 6.8 克，糖类 11.1 克；纤维 4.2 克，不少。少量维生素 K、E；維生素 B 族丰富，特别是叶酸、B1、B2，B6

也不少。<u>钾</u>620 毫克（日需量 4700 毫克），幾乎是香蕉的 2 倍，钠 15 毫克，是高鉀低鈉食物，有利降血压。锰、铁、钙、镁、磷都不少。

除了类胡萝卜素 (P.61) 外，大豆所含的多酚异黄酮 (P.62) 主要是<u>金雀异黄素</u>和<u>大豆苷</u>，都是强抗氧化物。

另一个重要的成分<u>植物雌激素</u> Phytoestrogens，有助缓解停经後症群，延缓前列腺肥大和骨质疏松；也可能防止乳腺癌和前列腺癌，但也有说可能促发乳腺癌。

<u>孕哺妇女应避免食用大量大豆及其制品，</u>因为植物雌激素可能影响胎婴性发育。

<u>大豆含有植物凝集素</u>，可阻碍营养物的吸收，及引起胀气、腹泻，或红细胞凝集溶血。<u>胰蛋白酶抑制物</u>，影响蛋白质消化，大豆制品减少了胰蛋白酶抑制物。

有人对大豆过敏，尤其是婴幼儿。

大豆味甘性温。功能健脾益气，清热润燥。

附 **大豆芽** Soybean sprouts

大豆发芽后，热量、蛋白质、脂肪含量变动不大，仍與新鲜大豆相似。糖类、纤维、维生素 C 稍减。维生素 B 包括叶酸，B1 及 B2、B6、泛酸仍然很丰富。钾 484 毫克，钠 14 毫克，矿物质锰、铜、镁、磷、铁、钙基本上不变。

大豆发芽后，嘌呤减少。

豆腐 Tofu

含水分多，**硬豆腐**热量 76 卡，蛋白质 8 克，脂肪 4.8

克，糖类 1.9 克，纤维 0.3 克，都比新鲜大豆少一半或以上。维生素也减少。因加了<u>石膏</u>，钙达 350 毫克，达日需量的 1/3；钾 121 毫克，钠 7 毫克，都比新鲜大豆少。

嫩豆腐水分大增，营养成分相应减少，往往只有硬豆腐的一半。

豆腐嘌呤含量不高（50 毫克左右），与一般蔬果差不多，痛风患者不必太担心。

豆腐甘凉，能清热生津，补中益气。

豆浆 Soymilk

主要是水分。热量 54 卡；蛋白质 3.3 克，脂肪 1.8 克，糖类 6 克，<u>常另外加糖</u>；钠、钾、镁、铁、钙有一些。

嘌呤含量很低（<50 毫克）。

豆豉 Tempeh

热量 200 卡；蛋白质 17 克；脂肪 11 克，都高于新鲜大豆；糖类 9 克，比新鲜大豆稍少。维生素 B 尤其是 B2、B6、B3 多。<u>铁</u>比大豆的还要高，锰、铜、磷、镁、钾、钙不少，钠含量决定于加入的盐多少。

因为经过发酵，豆豉含有丰富的<u>益生原</u>，有助大肠益生菌生长。

豆豉性平，味甘微苦，有发汗解表、清热解毒，和胃除烦之效。

黑豆 Black Beans

热量、蛋白质、脂肪、糖类含量与大豆接近，但黑豆的食用纤维比大豆少三分之一，维生素 A 比大豆少，维生素 E 也较少；各种矿物质含量相似。

升糖指数 30，低。

有丰富的花青素（比大豆多几倍）、山奈素及槲皮素等抗氧化成分（P.62）。但黑豆缺乏大豆富含的大豆苷。

一如大豆，黑豆也含植物雌激素，有助缓解停经後症群，延缓前列腺肥大和骨质疏松。也可能防止乳腺癌和前列腺癌，但也有说可能促发乳腺癌。

黑豆含皂苷，吃大量可能引起胃肠刺激或腹泻。

一般蔬果含硒很微，黑豆（及大豆）是例外，硒较多（P.43），有助于心脏健康，抗癌，抗老，抗慢性炎症。

黑豆味甘性平，有补肾强身，养血明目，利水润肤的功效，特别适合肾虚者食用。

红豆 Red beans

干红豆热量 329 卡，蛋白质 20 克，约为大豆的一半多点。脂肪 0.5 克，很低。糖类 63 克，比大豆多一倍；其中纤维 13 克，也比大豆多。维生素 B 族尤其是 B6 丰富。钾 1254 毫克（日需量 4700 毫克），钠 5 毫克，是高钾低钠食物；铜、磷、锰、镁、锌丰富，钙 60 毫克（日需量 1300 毫克），不多；铁 5 毫克（日需量 18 毫克，27%），虽然比大豆少，仍然是缺铁性贫血患者的好选择。

红豆味甘，性平偏凉，功能健脾生津，祛湿利尿。

赤小豆 Rice beans 与红豆同属豆科，营养相近。但皂苷较多，有小毒，能刺激胃肠致腹痛腹泻，又能利水消肿。常作药用。

菜豆（芸豆，四季豆）Kidney beans（String bean, Green beans）

干菜豆含蛋白 24 克，糖类 60 克，与红豆相近；纤维 25 克，比红豆几乎多一倍；脂肪 1 克，较红豆多。维生素 A、K、C 及 B 族尤其是叶酸、B2、B1 不少。钾 1306 毫克（日需量 4700 毫克），钠 24 毫克，也是高钾低钠食物；锰、铁较多，镁、钙不少。

升糖指数(P.18)28，升糖负荷 8，都低。

含有植物凝集素，可阻碍营养物的吸收，及引起胀气、腹泻，或红细胞凝集溶血。

干菜豆的嘌呤可达 200 毫克，中等。

四季豆荚 String bean pods 的营养成份约为干豆的八分之一。热量只有 31 卡，蛋白质 1.8 克，糖类 7 克，比一般新鲜豆类少，但高出一般蔬果一倍。纤维 2.7 克，与一般蔬果接近。脂肪微量。维生素 K 2.5 毫克（日需量 18 毫克，14%），不少，维生素 A 36 微克（4%）；C、B 族丰富。钾 211 毫克，钠很少；锰、铁、镁较多，磷、锌、钙中等。

含 ß-胡萝卜素，叶黄素、玉米黄素（P.61）不少。

含<u>芸豆蛋白</u>Phaseolin，对某些人会引起过敏反应。

含<u>皂苷</u>及<u>胰蛋白酶抑制物</u>，可引起中毒，致恶心、呕吐、头晕等。并不罕见，因为轻炒不足以去毒，要<u>煮熟透</u>才行。

海军豆（白腰豆）Navy Beans

是菜豆的一种，因美国海军常食用而叫海军豆。煮熟新鲜海军豆热量 140 卡，蛋白质 8 克，脂肪 0.6 克，糖类 26 克，纤维 11 克，与一般豆类差不多。维生素 B1、B6 及叶酸多，胆碱 45 毫克（日需量 550 毫克），不少。钾 389 毫克，钠很少，是高钾低钠食物。锰、镁、铁较多；钙 60 毫克（日需量 1300 毫克），约为 100 毫升牛奶钙含量的一半多点。

干海军豆含蛋白质 22 克，脂肪 1.5 克，糖类 61 克，纤维 24 克，均约为新鲜的的 2～3 倍。维生素 B 丰富。钾 1185 毫克，钠只有 5 毫克。锰、镁、铁、钙不少。

海军豆是高蛋白，高纤维，丰富维生素 B 及多种矿物质的食品。

豇豆（眉豆）Black-eyed peas（Cowpeas）

100 克生豇豆热量 105 卡，蛋白质 7.7 克，脂肪 0.5 克，糖类 21 克，都比大豆低，与菜豆接近。纤维 6.5 克，比菜豆少。维生素 B 族丰富，尤其是叶酸及 B6、B1；<u>维生</u>

素K 38 微克（日需量 120 微克），很多，维生素 A 有一点，叶酸、B1 很丰富。钾 278 毫克，钠只有 4 毫克，高钾低钠，有利降血压。锰、磷、镁、铁、铜不少，锌、硒、钙有一些。

豇豆荚类似四季豆荚，但纤维及维生素 C 较多。

一如四季豆荚，含有植物凝集素，可影响营养素的消化和吸收，又可能引起溶血。植酸 Phytic acid，影响铁、锌、钙的吸收。含皂苷，吃过量可能出现恶心呕吐，头晕头痛，手脚麻木等症状，要充分煮熟再吃。

豌豆 Peas

100 克煮熟豌豆有蛋白质 5 克，比菜豆、豇豆少一些，甲硫胺酸较缺，有较多赖氨酸 (P. 10, 9)，与米麦类同吃可互补。脂肪只有 0.4 克。糖类 14 克，其中糖 6 克，纤维 5 克，也比菜豆、豇豆少。维生素 A 135 微克（15% 日需量），维生素 K 3.8 微克（21%），C 60 毫克（66%），约如一个小橙子，都很高；B1、B6、叶酸不少；胆碱不少。钾 144 毫克，钠 5 毫克，如一般蔬果，钾高而钠低，有利降血压。铜、铁、镁、锰、磷不少。

升糖指数 25，低，加上高蛋白和纤维，对糖尿病人有利。

豌豆也是食用纤维和多种抗氧化成分包括叶黄素、玉米黄素（P. 61）的好来源。

豌豆所含的植酸和植物凝集素比其它豆类少，因此对矿物质吸收的影响及引起胀气的机会比较小。

常食用的**豌豆荚**和豌豆苗，维生素 C 含量更高。

豌豆性味平甘；功能和中下气，利小便，解疮毒。

荷兰豆（雪豌豆）Chinese Pea Pods（Snow Pea ）

热量 42 卡，蛋白质 2.8 克，脂肪 0.2 克，糖类 7.5 克，纤维 2.6 克，都比豌豆低。维生素 A、K 都不少，约为日需量的 1/4；维生素 C 60 毫克，相当于一个小橙子；叶酸、B1、B2 不少。钾 200 毫克，钠 4 毫克，如一般蔬果钾多钠少。锰、铁较多，镁、钙、锌有一些。

含有不少叶黄素及玉米黄素（P.61）。

绿豆 Mung beans

干豆含热量 347 卡，蛋白质 24 克，脂肪 1.2 克，都较大豆低，糖类 63 克，比大豆高，与芸豆差不多；纤维 16 克，比芸豆少。维生素 B 丰富，尤其叶酸、B6、B1 多，但维生素 C 不多，维生素 A 有一些。钾 1426 毫克，为日需量的 35%，钠只有 16 毫克，是高钾低钠食物，有利降血压。锰、铜、镁、铁丰富，钙 130 毫克（10%）。

绿豆蛋白质组成也如大豆，含各种必需氨基酸，但赖氨酸较多而甲硫胺酸少(P.9,10)，与米麦类同吃可互补。

绿豆的淀粉较多枝链，较易消化，比其它豆类较不易引起胀气；食用纤维丰富，特别是可溶性纤维果胶（P.45）很多，又含抗性淀粉（P.19）。

抗氧化成分有多种多酚类黄酮（P.62）；又含有牡荆苷

vitexin 和异牡荆苷 isovitexin，助降血糖；动物实验能抗中暑。

绿豆味甘，性寒凉。功能清热解暑，消渴健胃，利水消肿。脾胃虚寒易泄泻者少吃。

绿豆芽 mung bean sprouts 营养成分较绿豆减少，如蛋白质只有干绿豆的六分之一（4 克），但维生素 C，多种抗氧化成分及食用纤维增加；植酸 Phytic acid 减少，有利于钙、镁、铁的吸收。

绿豆芽性凉味甘，能清热解毒，利尿去湿。

斑豆 Pinto Beans

主产于美国南部和墨西哥。干斑豆含蛋白质 21 克，脂肪 1.2 克，都较大豆低；糖类 63 克，比大豆高，其中纤维 16 克，与绿豆差不多。维生素 B6、B1 多。钾 1393 毫克，钠 12 毫克，是高钾低钠食物。锰、镁、铁丰富，也与绿豆相似。

升糖指数 39，低。

含有多酚类黄酮的坎菲醇 kaempferol（P.62）。

蚕豆 Fava beans（Broad bean, Horse bean）

干蚕豆热量 341 卡，蛋白质 26 克，脂肪 1.5 克，都较大豆低，糖类 58 克，比大豆高，与斑豆差不多。纤维 25 克，较多。维生素 B 丰富，维生素 A 有一些；钾 1062 毫克，钠 13 毫克，是高钾低钠食物，量与降血压。锰、铜、镁、铁、钙多。

新鲜蚕豆热量 88 卡。蛋白质 8 克；脂肪 0.7 克；糖类 18 克，纤维 8 克，都约为干豆的三分之一；这些都与多种豆类相似。维生素 A、C、B 不少；钾 332 毫克，钠 25 毫克；锰、铜、镁、铁不少。

升糖指数 79，是少数高升糖指数的豆类。

蚕豆含很多<u>左旋多巴</u>L-dopa，可能辅助治疗帕金森病，但还要更多研究。

有些人因基因缺陷而缺少<u>葡萄糖-6-磷酸脱氢酶</u>，吃了蚕豆可能引起<u>溶血性贫血</u>（俗称蚕豆黄）。

性平味甘，具有益胃健脾、利湿消肿、止血解毒的功效。

扁豆 Hyacinth beans（Flat beans, Lablab beans）

干扁豆含热量 344 卡，蛋白质 24 克，脂肪 1.7 克，糖类 61 克，与菜豆差不多，是高营养食物。<u>维生素 B1</u> 丰富，其它 B 族也不少。钾 1235 毫克（26%日需量），钠只有 21 毫克，是高钾低钠食物，有利降血压。<u>铜</u>非常丰富，达日需量的 1.5 倍，镁、锌、磷也不少。

扁豆含有的<u>氰化葡萄糖苷</u>Cyanogenic glucosides，可致呼吸困难，头晕头痛，四肢麻木，痉挛等症状。<u>充分煮熟</u>可将毒素破坏。

扁豆性微温，味甘。功能健脾和中，化湿消暑，有利于脾胃虚弱者。

小扁豆（兵豆）Lentils

（煮熟）小扁豆含蛋白质 9 克，干小扁豆蛋白质达 26 克。氨基酸组成中，赖氨酸很多而甲硫胺酸少（P.9,10），与米麦正好互补。脂肪只有 1 克。糖类 60 克，其中淀粉 28 克，纤维 25 克，很多。特别的是直链淀粉（较难消化）和阻抗淀粉（P.19）很高，升糖指数（P.18）低，有利于糖尿病人。维生素 B1、B6 尤其是叶酸多。钾 369 毫克（8%），钠只有 2 毫克，是高钾低钠食物，有利降血压。锰、铜、铁、镁、磷较多，锌、钙有一些。

升糖指数 29，升糖负荷 7，都低。

研究表明有降血压、胆固醇、LDL，血糖等作用。

若食用大量小扁豆，要考虑以下的影响：小扁豆含有少量胰蛋白酶抑制剂，可能影响蛋白质消化；含植物凝集素 lectins，可能阻碍消化吸收和引起溶血；含鞣酸 Tannins，可能沉淀蛋白和影响某些物质的吸收；又含有植酸 Phytic acid，影响铁、锌、钙的吸收。但鞣酸和植酸也是强抗氧化物。

鹰嘴豆 Chickenpeas

干鹰嘴豆热量 378 卡，蛋白 20 克，脂肪 6 克，均较大豆低，糖类 63 克，比大豆高一倍，纤维 12 克，也较多。维生素 K、E 稍多，A 少量；维生素叶酸非常丰富，B6、B1、B2 也不少，胆碱 99 毫克（日需量 550 毫克），很高。钾 718 毫克，钠 24 毫克，高钾低钠，利于降血压；<u>锰达日需量的 9 倍</u>，铜、磷、锌、<u>铁</u>（4.3 毫克，日需 18 毫克）、镁不少，钙 57 毫克（日需量 1300 毫克）。

升糖指数 28，低。

鹰嘴豆有利于减肥，减心脏病；降血糖，增胰岛素敏感性；降胆固醇及 LDL；防治缺铁性贫血；有利益生菌及胃肠功能。

种子、嫩荚、嫩叶及豆芽均可食用。

花生 Peanuts

属豆类而非树上长的坚果 Nuts。

热量 567 卡；蛋白质 26 克，其中精氨酸，苯丙氨酸-酪氨酸、色氨酸（P. 9-14）都不少；脂肪 49 克（日需量为 78 克，旧 65 克），不饱和脂肪占 87%，是很好的油类作物，制作食用油和花生浆；但<u>亚油酸（ω-6）</u>多而亚麻酸（ω-3）很少，太多 ω-6 不利心脏。

花生是高蛋白、高脂肪食物，糖类 16 克，相对低，纤维占一半，升糖指素也低，适合<u>糖尿病人</u>食用。特别是 <u>B7</u>（生物素 Biotin）<u>较多</u>，有助维持神经、皮肤毛发等功能，减少脱发；叶酸、B1、B3 丰富，孕妇特别是早期适当摄取有好处；B2、B6 也不少，胆碱 53 毫克（日需量 550 毫克），不少；维生素 E 8.3 毫克（日需量 15 毫克）很高；但很少维生素 A、D、K，维生素 C 也少。钾 705 毫克（日需量 4700 毫克），高；钠毫 18 克，低，高钾低钠，有利降血压；铜、锰很高，磷、镁、锌、铁

（4.8 毫克，日需量 18 毫克）、硒也不少，钙 92 毫克
（日需量 1300 毫克）。

升糖指数 18，升糖负荷 1，都低。

丰富的抗氧化成分如香豆酸 Coumarin，白藜芦醇
Resveratrol 及其它异黄酮（P.62）。植物固醇
Phytosterol（P.15）可以降胆固醇及 LDL。

炒、烤花生容易使营养损失，蒸、煮能保留营养。

研究表明花生容易产生饱感，有利减肥，降低胆固醇，
减少心血管疾病，减少胆结石，减少结肠癌风险。

含有植物凝集素，可阻碍营养物的吸收，及引起胀气、
腹泻，或红细胞凝集溶血。植酸会妨碍铁、锌吸收。

主要蛋白质花生球蛋白 Arachin 和伴花生球蛋白
Conarachin 对有些人会引起严重过敏。

炒、烤花生"热气"重，加上含精氨酸丰富，容易促发
单纯疱疹。

花生在热湿环境容易被霉菌污染，产生黄麴霉素
Aflatoxin，是很强的肝毒素和致癌物。

花生性平味甘；具有健脾和胃、养血止血、润肺止咳、
利尿、下乳等功效。

坚果 Nuts 和籽仁 seeds

坚果是高蛋白、高脂肪，低糖类食物：蛋白质约占
20%，脂肪可达 50%，而糖类只约 10%，且食用纤维多。

坚果蛋白质的<u>精氨酸</u>（P.11）较多，代謝生成一氧化氮 NO，使血管內皮细胞的平滑肌鬆弛，血管擴張，有助降血压。<u>坚果比较像豆类</u>，<u>赖氨酸</u>（P.9）较多而甲硫氨酸（P.10）较少，但<u>籽仁如芝麻的赖氨酸和甲硫胺酸都较多</u>；谷氨酸、天冬氨酸，亮氨酸（P.9-14）也不少。

约一半是脂肪，其中 80%以上是不饱和脂肪，主要是单不饱和的油酸，其次是多不饱和的 ω-6 如亚油酸，但<u>很少 ω-3 如 α 亚麻酸</u>。

嘌呤含量低（低于 100 毫克）。

坚果有助于降低三高，减少心血管疾病和癌症。

杏仁 Almond

Almond 被译为"杏仁"，会造成混淆，注意<u>与杏果 Apricot 的核——杏仁完全不同</u>，后者分南（甜）杏与北（苦）杏，主要用于药材，北杏含氰化物较多，多吃会中毒。

一粒杏仁不到 1 克。100 克杏仁含热量 579 卡；蛋白质 20 克，相当高，脂肪 50 克（日需量为 78 克，旧 65 克），90%是不饱和脂肪，主要是油酸，和（<u>ω-6）亚油酸</u>，但只有微量 ω-3 亚麻酸。ω-6 太多而 ω-3 太少不利心血管健康。糖类 21 克，其中纤维占一半以上。<u>维生素 E</u> 25.6 毫克（日需量 15 毫克），几乎是日需量的 2 倍，<u>B2 很</u>丰富，B1、B3、叶酸也不少，<u>胆碱</u> 52 毫克（日需量 550 毫克），不少；钾 733 毫克（日需量 4700 毫克），高，钠只有 1 毫克，高钾低钠，有利降血压；铜、锰、镁、磷丰富，<u>铁 3.7 毫克</u>（日需量 18 毫克）很

多，钙 269 毫克（日需量 1300 毫克），锌也不少，硒有
一些。

杏仁易引起饱足感，加上高蛋白和纤维，适当食用有利
减肥。

研究显示杏仁降低胆固醇 LDL 及心脏病发病率；可能有
助于降低血糖；减少胆石发病率；减少结肠癌风险，但
需要更多研究。

杏仁含草酸高，肾结石病人慎用。

杏仁与花生类似，受潮可能污染霉菌，产生黄麴霉素，
一种很强的致癌物。

杏仁于某些人可能引起严重的过敏反应。

腰果 Cashew

热量 583 卡。蛋白質 15 克，脂肪 48 克（日需量为 78
克，旧 65 克），不饱和脂肪占 80%，也是 $\omega-6$ 多，$\omega-3$
少。糖类 32 克，纤维很少，比很多坚果都少。維生素 K
37 微克（日需量 120 微克），高，B1、B2、B6、叶酸較
多；胆碱 59 毫克（日需量 550 毫克），相当多。钾 548
毫克（日需量 4700 毫克），钠 16 毫克，是高钾低钠食
物，有利降血压；銅很丰富，镁、磷、锌、铁 5.8 毫克
（日需量 18 毫克），多，硒也不少。

升糖指数 25，升糖负荷 2，都低。

一如其它坚果，腰果也含有丰富的植物抗氧化成分类胡
萝卜素、叶黄素+玉米黄素（P.61）及多酚（P.62）。烧
烤会令抗氧化成分损失。

研究显示腰果可降低总胆固醇、坏胆固醇 LDL，或三酸甘油酯，降血压，但结果并不一致。又可能对糖尿病人有利。

腰果于某些人可能引起严重的过敏反应。

核桃 Walnut

有很多亚型。黑干核桃 100 克含热量 654 卡，蛋白质 15 克，比杏仁少；是优质蛋白，精氨酸较多，苯丙氨酸-酪氨酸，色氨酸也不少(P.9-14)；脂肪 65 克（日需量为 78 克，旧 65 克），很高，其中 84%是不饱和脂肪，富含（ω-3)亚麻酸及（ω-6)亚油酸，同为必需脂肪酸。ω-6 亚油酸虽然比 ω-3 亚麻酸多 4 倍，但在可以接受的 4：1 范围，比很多豆类、坚果都好。糖类 14 克，纤维占一半；维生素 B 族以 B6、B1、B2、叶酸较多，胆碱 39 毫克（日需量 550 毫克）；但维生素 C，A、K、E 仅少量；钾 500 毫克（日需量 4700 毫克），钠 4 毫克，高钾低钠，有利降血压；锰、铜丰富，磷、镁多，铁 2.9 毫克（日需量 18 毫克），不少，钙 98 毫克（日需量 1300 毫克），锌不少、还有硒。

核桃含有丰富的磷脂，是细胞、神经、皮肤毛发的结构成分，也是健脑、美容食品。抗氧化成分有多酚类(P.62)，特别是鞣花单宁 Ellagitannins，有明显的抗炎效果；还有褪黑素（P.49)，助睡眠及愉悦情绪。

核桃在抗癌，防治糖尿病，降血压，延缓衰老及抗失智（在坚果中，核桃的"补脑"作用最为突出），以及改善男性精子，降低胆固醇、LDL 和三酸甘油酯等方面都有不少研究。

核桃可能引起严重的过敏反应。

核桃性温味甘，健胃润肺，补血养神，历来被视为健脑强身佳品。

胡桃 Pecan 是核桃的一种。

含蛋白质 9 克，比核桃少；脂肪 72 克（日需量为 78 毫克，旧 65 克），其中不饱和脂肪达 90%，有少许 ω-3 脂肪酸，很多 ω-6 脂肪酸，ω-3：ω-6 达 1：20，太多 ω-6 不好。糖类 14 克，其中纤维占 10 克，很多。维生素 B1、B6 较多，A、E、C 有一些。钾 410 毫克，钠很少，高钾低钠，有利降血压。富含锰，铜、镁，磷、铁、锌也不少。

胡桃含鞣花酸 Ellagic acid，是强氧化物，可能对抗癌症；还有其它类黄酮（P. 62）。

研究显示胡桃有利于抗糖尿病、降低胆固醇及 LDL，心脏病，癌症及减肥，但还需要更多研究。

巴西坚果 Brazil nut

主产南美。其实它是果仁（籽）而非带壳的坚果。热量 659 卡；蛋白质有 14 克，其组成中甲硫氨酸-胱氨酸（对皮肤毛发重要）很高，在坚果中算特别，其它坚果及豆类往往缺少甲硫胺酸；苯丙氨酸-酪氨酸，色氨酸（P. 9-14）也不少。脂肪 67 克（日需量为 78 克，旧 65 克），其中不饱和脂肪 79%，ω-6 脂肪酸很多，而 ω-3 仅微量，如前所述，太多 ω-6 对心血管不利。糖类 12 克，纤维有 7.5 克。维生素 E 5,7 毫克（日需量 15 毫克），维生素 B1 多，其它 B 族和维生素 C 都不多。钾 659 毫克（日需量 4700 毫克），钠只有 3 毫克，高钾低钠，有利降血压。特别的是巴西坚果含有<u>非常高的硒</u>：1917 微克，达日需量(55 微克)的 35 倍，小小一粒（约 5 克）便可满足一天需要，多吃甚至可致硒中毒。硒对生殖、甲状腺、心脏、改善认知能力、免疫抗癌都很重要，也是很强的抗氧化物(P.65)。此外，<u>镁很多</u>，达日需量的 94%，铜、磷、锰、锌都很多。钙 120 毫克（日需量 1300 毫克）、铁 2.4 毫克（日需量 18 毫克）。可以说，巴西坚果是<u>微矿物质的仓库</u>。

研究显示巴西坚果对降低胆固醇特别是低密度脂蛋白 LDL、心脏病、血糖有好处。老人失智症的硒浓度较低，有报道每天一粒巴西坚果，六个月可改善认知能力，但还需要更多研究。

巴西坚果可能引起严重的过敏反应。

澳洲坚果 Macadamia Nuts （夏威夷也很多）

蛋白质 8 克，坚果中算低了；脂肪 76 克（日需量为 78 克，旧 65 克），有少量 ω-3 脂肪酸，较多 ω-6，<u>比例为 1：6，算可以</u>（比较核桃 1：4）。

糖类 14 克，纤维有 9 克，糖也有 4.6 克，所以比较甜。<u>维生素 E 及 B 族特别是 B6</u> 较多，C、A 也有一些。钾 368 毫克（日需量 4700 毫克），约如香蕉，钠只有 5 毫克，高钾低钠，有利降血压。锰丰富，铜、镁、铁、磷也多。

研究报道可降低胆固醇及 LDL；血糖及血红蛋白 A1c；降低与心脏病有关的炎性因子白三烯 B4（Leocotriene B4）；又可减肥；增加肠道益生菌。

板栗 Chestnut

热量 224 卡；蛋白质 4.2 克；脂肪只有 1.1 克，而糖类有 49 克，是高糖类低脂低蛋白坚果；纤维 4 克，不多。维生素少量，维生素 C 36 毫克，约为橙的一半，B 族 B6、叶酸、B1、B2 较多；钾 447 毫克（日需量 4700 毫克），很多，钠只有 4 毫克，是高钾低钠食物，有利降血压；铜、锰多，镁、磷、锌不少，铁 1.4 毫克（日需量 18 毫克），钙只有 18 毫克（日需量 1300 毫克）。

烤板栗水分减少，营养数据约高 80%。

不同品种板栗，营养数据差异很大。

植物抗氧化成分中，多酚 (P.62) 最丰富，其中有没食子酸 gallic acid，鞣花酸 ellagic acid，实验表明有抗炎及相关疾病的效果。

一如杏仁，板栗含草酸高，肾结石病人慎用。

性温，味甘平。功能温胃健脾，补肾缩尿，活血强筋。适合老人肾虚者、内寒泄泻者食用。糖尿病、风湿病人不宜多食。

开心果 Pistachios

热量 560 卡；蛋白质 20 克，接近杏仁，含有各种必需氨基酸，是较优质的蛋白质，其中精氨酸，苯丙氨酸-酪氨酸、色氨酸（P. 9-14）都不少；脂肪 45 克（日需量为 78 克，旧 65 克），其中不饱和脂肪占 90%；糖类 27 克，跟腰果差不多，比其它坚果高，其中纤维 11 克。维生素 E 较多，A 有一些；B 族特别是 B6 和 B1 丰富，B2、叶酸也不少；钾 1025 毫克，达日需量的 22%，钠只有 1 毫克，是高钾低钠食物，有利降血压。铜很多，其次是锰、磷、镁、铁 4 毫克（日需量 18 毫克），钙 105 毫克（日需量 1300 毫克），比 100 毫升牛奶稍多。

其它抗氧化成分有叶黄素和玉米黄素以及多酚类（P. 61, 62），含量仅次于核桃。

研究顯示開心果幫助減肥，助腸道益生菌。因其升糖指数低，可能有降血糖效果。开心果又可降膽固醇、LDL、提升 HDL，及降血壓。

榛子 Hazelnuts

热量 628 卡；蛋白质 15 克，精氨酸不少，苯丙氨酸-酪氨酸，色氨酸，苏氨酸（P. 9-14）较多。脂肪 61 克（日需量为 78 克。旧 65 克），不饱和脂肪 90%，主要是 ω-6 亚油酸，很少 ω-3 亚麻酸，太多 ω-6 对心血管不利；

糖类 17 克，纤维很多，有 10 克。ß-胡萝卜素，维生素 E 丰富，维生素 K、B 族特别是 B1、B6、B9 较多，C 有一些。钾 680 毫克（15%），很少钠，高钾低钠，有利降血压；锰达日需量的三倍，铜也不少，对骨骼、皮肤有好处；还有不等量的镁、磷、铁、锌、钙。

抗氧化成分类胡萝卜素、叶黄素+玉米黄素（P.61）多酚类（P.62），主要在皮，烧烤後大减。

含植物固醇，可助降低胆固醇。含紫杉醇，可能有抗乳腺癌、卵巢癌的效果，但也会妨碍铁、锌吸收。

研究显示榛子可降低胆固醇、LDL 及三酸甘油酯，及提升 HDL；稳定血压；降低血糖；降低炎症指标 C-反应蛋白；防治多种癌症。但也有矛盾结果。

榛子性温热味甘；健脾益气，润肺止咳。对脾虚泄泻者有帮助。

松子 Pine nuts

有几种，巴西松子蛋白质 14 克；脂肪达 68 克（日需量为 78 克。旧 65 克），90%为不饱和脂肪，ω-6 脂肪酸很多，但 ω-3 少；糖类 13 克，其中纤维 4 克，不算多。维生素 B 族特别是 B6 较多，还有 E、K。钾 587 毫克（17%），钠只有 2 毫克，高钾低钠，有利降血压；锰非常丰富，铜、镁、磷、锌、铁不少。中国东北松子含蛋白质较高，糖类较少。

松子在降低血糖、血红蛋白 A1c，延缓老人失智，防结肠癌，其所含精氨酸对降血压等方面有不少研究报道。

松子甘温，养阴润肺；用于治疗燥咳，缓解便秘等。

芝麻 Sesame seeds

有白、黑两种，营养差别不大。以白芝麻为例：热量

573 卡。蛋白质 18 克，<u>含赖氨酸、甲硫氨酸都不少</u>（比较：坚果豆类甲硫胺酸少，谷类赖氨酸少），精氨酸不像坚果多(P.9-14)。脂肪达 50 克（日需量为 78 克，旧 65 克），其中饱和脂肪只有 7 克，单不饱和脂肪有 22 克，多不饱和脂肪 19 克，可惜 ω-6 多，<u>很少</u> ω-3；糖类 23 克，包括纤维 12 克，很丰富。维生素 B6、B1 较多，主要在芝麻衣，B3 也不少；钾 468 毫克（13%），钠 11 毫克，高钾低钠，有利降血压；钙和镁（主要在芝麻衣）达日需量的 80%以上，铜、铁、锰、锌也很丰富。

研究显示：芝麻有助缓解便秘，降血压，助补血，强固骨骼，增强免疫，及维持甲状腺机能。木脂体 Lignan 和植物固醇（P.15），有助于降三酸甘油酯和坏胆固醇 LDL，缓解停经後症群。但芝麻衣的草酸和植酸减少了这些矿物质的吸收。芝麻含有的<u>芝麻素</u> Sesamin 可以抗炎症，缓解关节炎疼痛；<u>松脂醇</u> Pinoresinol，可抑制肠麦芽糖酶，从而减少糖吸收，加上芝麻低醣和高脂肪高蛋白，<u>有利于糖尿病人</u>。

芝麻味甘、性平。功能补肝肾，益精血，生津润燥；治头晕眼花，耳聋耳鸣，产后乳少，大便燥结。

黑芝麻含的脂肪、纤维、维生素 E、钾比白芝麻稍高；又能促进体内酪氨酸酶生成<u>黑色素</u>，保持头发黝黑。

　　芝麻酱的营养数据与芝麻相似。

亚麻籽 Flax seeds

热量 534 卡。蛋白质 18 克，富于精氨酸和谷氨酸，赖氨酸、甲硫氨酸（P.9-14）都不少。脂肪 42 克（日需量为

78 克，旧 65 克），不饱和脂肪 90%以上，其中 ω-3（亚麻酸 α-linolenic acid）22.8 克， ω-6（亚油酸 lenoleic acid）5.9 克，前者远多于后者，与奇亚籽相似。这点很优势，因为大多数食用油都是 ω-6 多，而 ω-6 太多不好。糖类 29 克，其中纤维 27 克，很高。几乎没有维生素 A、D，只有一些 K、E；B 尤其是 B1 丰富，胆碱 79 毫克（日需量 550 毫克），不少，有利于脑。钾 813 毫克（23%），钠只有 30 毫克，是高钾低钠食物，有利降血压；锰、镁很高，磷、铜，钼、锌、铁、钙不少。

木脂体 lignan 含量非常高，有植物雌激素作用，也是抗氧化成分，除了有降低血脂血糖及抗炎症作用外，还可能减少与性激素有关的癌症如乳腺癌、子宫癌、前列腺癌的风险。

研究表明亚麻籽有利于降血压，胆固醇及 LDL，能降低心脏病、中风、肾疾病风险。

抗氧化成分有 p-香豆酸 p-Coumaric acid，阿魏酸 ferulic acid(P.63)，植物固醇，有助于降胆固醇；氰苷 cyanogenetic glycosides(P.52)，在人体内变成硫氰酸盐 thiocyanates，影响甲状腺功能。

一如奇亚籽或芝麻，亚麻籽有助调节血糖、血脂，缓解便秘，是天然缓泻剂。

由于亚麻籽有植物雌激素的作用，孕妇尤其在早孕期，及哺乳妇女应慎用。ω-3 有抗凝血作用，大量食用亚麻籽时，应避免与其它稀血药合用。

奇亚籽 Chia seeds

蛋白质 16.5 克；脂肪 30.7 克，比亚麻籽少；糖类 42 克，其中 34 克是纤维，都比亚麻籽高。

其蛋白质含有九种必需氨基酸，是优质蛋白，一如亚麻籽或芝麻，富于精氨酸和谷氨酸，赖氨酸、甲硫氨酸（P.9-14）都不少。

奇亚籽脂肪 90% 为不饱和脂肪，其中 ω-3（主要是亚麻酸）达到 17.83 克，ω-6 仅 5.84 克。ω-3 远高于 ω-6，与亚麻籽相似。这点很难得，大多数植物油（除了加拿大菜籽油 Canola）及动物油（除了鱼油），都是 ω-6 多，ω-3 很少。

维生素 B1、B3 丰富，B2 不少，但其它维生素很少；矿物质磷、硒、锰、铜丰富，钙、镁、铁、锌也不少。

奇亚籽含有丰富的抗氧化成分多酚（P.62），重要的如绿原酸 Chlorogenic acid，咖啡酸 Caffeic acid，槲皮素，坎非醇。

研究显示奇亚籽可能有如下的功效：减少胰岛素阻抗，降低血糖；降血压。

奇亚籽含植酸 Phytic acid，可能妨碍铁、锌吸收。又由于其含 ω-3 有抗凝血作用，大量食用奇亚籽时，应避免与其它稀血药合用。

调味料 Condiments

因用量小，一般营养可以忽略，着重特殊成分。各种调味料各有特殊成分，研究显示：姜黄、胡椒、丁香、肉桂等有助于防止与慢性炎症有关的神经退行性病变如老人失智症、帕金森病及多发性硬化症。

姜黄 Tumeric

蛋白质，脂肪，糖类比姜高很多。维生素 C、B6 很高，E、K 也不少。锰丰富，还有镁、磷、锌、铜。

姜黄的主要成分姜黄素 Curcumin，抗氧化能力比维生素 C、E 都高，能有效地降低低密度脂蛋白 LDL、三酸甘油酯，及血糖；姜黄素又能调节免疫功能，抑制促炎因子如白介素 IL-4、IL-8、肿瘤坏死因子 TNF-α，降低炎症指标 CRP、IL-6，增强抗炎因子 IL-10。姜黄的致炎指数（升高六种炎性指标的能力）达 -785（请注意 - 号，表示降低炎症），抗炎能力几乎是所有食物中最高的。

研究显示，姜黄可能降低血压，减轻疼痛，缓解鼻敏感症状，增进骨质密度，加强肌力，促进神经营养，帮助减轻抑郁，阻缓失智，促进消化和减轻胃肠不适，抗脂肪肝等，但都需要更多研究。

姜黄在胃肠吸收仅 1%，油溶液中吸收较好，与胡椒或蛋黄（含丰富的卵磷脂）合用也能增加吸收率。姜黄在肝迅速分解，生物利用率低。加上吸收差，因此使姜黄的作用大打折扣。

姜黄是咖喱、芥辣酱的主要成分。

肝、胆、消化性溃疡、胃食道逆流及肾疾病患者慎用，因为可能使病情恶化；对孕、哺及婴幼儿的影响未确定。姜黄可能加强降血糖药物的作用，导致低血糖；也不宜与抗凝药同用，以免引起出血。

姜黄味辛苦，性温。行气破血，通经止痛。虚热者不宜。

胡椒 Pepper　把未成熟的胡椒烘乾，果皮轉為黑褐色，就成了**黑胡椒**，含挥发物多，較辛辣香郁　。若將成熟的果實去皮，即为**白胡椒**，辛辣但较温和。

维生素 K 特别丰富；锰、铜、铁、铬、钙也不少。

胡椒含有多酚类黄酮(P. 62)抗氧化成分。

黑胡椒含的胡椒碱 Piperine，有轻微杀菌、抗血凝、降血压及降血糖作用。有研究显示可降低多项炎性指标，缓解慢性炎症；又促进胰分泌各种消化酶，增强消化。

胡椒有利尿作用。可止泻，有研究显示对婴幼儿腹泻有良好效果。

胡椒与姜黄合用，可加强抗炎效果。

较大用量可能干扰肝的解毒酶如细胞色素氧化酶 P450 3A4，简称 CYP3A4，从而加强某些降血脂药、降血压药、抗癫痫药的作用，甚至发生严重后果（参考 柚、葡萄柚）。

胡椒性热味辛，温中散寒。白胡椒强于散寒健胃；黑胡椒偏于温补脾肾。

八角（八角茴香，大茴香）Star Anise

八角含<u>精油 Essential oils</u>，有麝香草酚 thymol，萜品醇 terpineol 及茴香醚 anethole 等，有助防治感冒，单纯疱疹，消除胃肠不适，缓解便秘，并有抑制霉菌、病菌的效果；茴香烯 Anisene 促骨髓生成中性粒细胞。

所含的的<u>莽草酸</u> Shikimic acid，能抑制流感病毒，是常用防治流感药 Tamiflu 的成分之一。

八角含有微量可致癌的<u>黄樟素</u> Safrole（参考：姜）。

八角温辛，温阳散寒，理气止痛，能治胃寒、呃逆，腰酸背痛。

请注意**日本八角 Japanese star anise** 与我们常用的中国八角 Chinese star anise 极其相似，但前者含有强烈的神经毒素，可能引起痉挛和幻觉。

茴香（小茴香）Fennel

研究显示，茴香或其<u>精油</u>抗凝血，促乳泌，含抗氧化成分减缓炎症，降血糖，抑制细菌及霉菌；又能调整血压，利尿，缓解哮喘及祛痰，消除胃肠不适，缓解便秘，减轻经痛，改善视力，纾缓紧张情绪。

<u>茴香有雌激素效应</u>，孕妇及哺乳期应慎用。

茴香的一个重要成分<u>草蒿脑</u> Estragole，可能致癌。又含有微量可致癌的黄樟素 Safrole。

丁香 Clove

丁香特有的抗氧化成分是<u>丁香油酚</u> Eugenol，试管测定其抗氧化强度为维生素 E 的五倍。但丁香油酚也是毒物，会伤肝，尤其于小孩。

有研究报道丁香油酚、丁香油或丁香提取物可能有抗癌效果；又可以护肝，改善肝功能；帮助调节血糖，刺激胰岛素分泌。丁香油酚及所含的锰有助于增强骨质密度，防止骨质疏松症。丁香油有抗菌效果，用于口腔卫生，防治牙龈炎症；又能增强胃粘液生成，保护粘膜。

丁香含有微量可致癌的黄樟素 Safrole。

草果 Cao guo(Tsao ko)

草果含精油，其中有反-S-烯醛 Trans-s-undecenal，以及桉油精 cineole，香叶醇 geraniol，樟脑 camphor 等，有辛香气味，能抗细菌和霉菌。

草果味辛性温，温中燥湿，助消除胃肠不适，促消化，去口臭，止泄痢；又用于解酒毒。

毒物试验：过量会中毒。

花椒 Sichuan pepper

其精油含萜类 Terpenes，香叶醇 Geraniol，柠檬烯 Limonene，桉油精 Cineol，香茅醛 Citronellal 等多种芳香化合物，能去除膻臭，刺激食欲；能使血管扩张降血压。

含有微量可致癌的黄樟素 Safrole。

味辛性热，有小毒，能温中散寒，去湿止痛。阴虚火旺者忌食。

肉桂 Cinnamon

<u>精油</u>含<u>肉桂醛</u> Cinamaldehyde 等，有抗细菌及霉菌的作用。

其抗氧化成分有多酚类(P.62)等，有很好的<u>抗炎</u>作用。

研究显示，肉桂降低胆固醇及低密度脂蛋白 LDL，也可能增加 HDL；降低血压；增加对胰岛素的敏感性和减少胰岛素阻抗；影响消化酶从而减少葡萄糖的吸收，并加强细胞对葡萄糖的利用，对<u>糖尿病</u>人有利；肉桂可减少与<u>老人失智</u>有关的蛋白质 tau 在脑中的累积；又可改善<u>帕金森病</u>人的运动机能；动物试验表明肉桂可能通过多种机制，阻碍癌细胞生长。

肉桂含有<u>香豆素</u> Coumarin，有抗凝血作用，与其它有抗凝血作用的药物或食物同用须注意。

含有微量可致癌的黄樟素 Safrole。

肉桂性味辛热，能温中散寒，活血止痛；治疗畏寒肢冷，肠鸣泄泻；改善关节炎症状。

孜然 Cumin

含<u>铁</u>非常丰富，钙、镁也不少。

有丰富的抗氧化成分如<u>芹菜苷</u> apigenin，<u>木犀草素</u> luteolin。

研究显示孜然可能有抗癌作用；能<u>止泻</u>（民间常用于止泻）；改善肠激惹症（IBS）；助降血糖；抗炎和杀菌；降胆固醇；改善记忆。

<u>孜然降低雄激素</u>浓度，可能影响男性生育能力；民间有用于引产。

莳萝 Dill

特殊成分有单萜类的黄蒿酮 Carvone，柠檬烯 Limonene，茴香呋喃 Anethofuran；以及类黄酮 (P.62) 的坎非醇 Kaempferol，葫芦巴苷 Vicenin。这些都是强抗氧化成分，有抗慢性炎症及抗癌作用。

有研究指出莳萝有抗糖尿病，降低胆固醇、三酸甘油酯作用，但也有不同结果。

咖喱粉

主要原料：红辣椒、姜、丁香、肉桂、八角、小茴香、肉豆蔻、芫荽子、芥末、鼠尾草、黑胡椒以及姜黄粉（咖喱的主色）等。

酱油 Soy sauce

传统发酵酱油，是用大豆、小麦、发酵剂（常是麴酶）、盐和水经几个月发酵而成。

更快和便宜的方法，是水解大豆蛋白，然后加上色素和调味料，是为**化学酱油**。

热量 53 卡，蛋白质 8 克，脂肪 0.6 克，糖类 4.9 克；维生素主要是 B 族；钠很高，达 5493 毫克，为日限制量 2300 毫克的二倍多，钾、镁也不少，铁有一些。

一如其它发酵食物，酱油含有一定数量的组织胺，多吃可能引起头痛、眩晕、瘙痒等症状。

蛋白经发酵或水解生成各种多肽和氨基酸，如谷氨酸 (P.12)（谷氨酸钠是味精的主要成分），使酱油具有鲜味，个别人会发生过敏；还有酪氨酸 (P.14)，有刺激、兴奋的作用。

淀粉发酵生成糖、乳酸，和酒精，是使酱油具有特别风味的原因之一。

酱油含盐多，多吃会导致高血压、心脏病等一系列健康问题。但也有研究指出，酱油发酵使蛋白分解，产生多肽，其中有些可能有抑制血管紧张素转化酶 ACE 的作用，从而降低血压，部分抵消高盐的升压效果。

传统酱油，尤其是化学酱油，都含有一定数量的氯丙醇 Chloropropanols，是致癌物，也是毒物，可能伤肾和生殖。有报道指出，有些品牌（主要是化学酱油）氯丙醇超标甚至严重超标（Q Jin 2001；Wu Sheng Fu 2007，其后多国有类似报道）。

有人对大豆过敏，或对谷胶（Gluten）不耐受的人，应该慎用酱油，虽然经过发酵，过敏原已大大减少。

嘌呤含量中等（少于 200 毫克/100 克）。

鱼露 Fish sauce

热量 35 卡，蛋白质 5 克，脂肪 0 克，糖类 3.6 克，都稍低于酱油；维生素有 B6、B12 等；钠 7851 毫克，为日限制量的三倍多，钾 288 毫克；镁丰富，钙、铁有一些。

一如酱油，鱼露也含有抑制血管紧张素转化酶 ACE 的多肽，可以对消部分钠过高导致的升高血压作用；又含有可以缓解关节炎等炎症的酶，以及刺激胰岛素分泌的氨基酸。

嘌呤含量较高。

鱼露可能含有致鼻烟癌的物质亚硝酸盐或亚硝酸胺。

蚝油 Oyster sauce

热量 51 卡；蛋白质 1.4 克，脂肪 0.3 克，都比酱油、鱼露低；糖类 11 克；维生素 B12、B2、B3 多，其它如 B1、B6，还有胆碱；钠 2733 毫克，（日限制量为 2300 毫克），钾只有 54 毫克，仅为日需量的 1%，钴较多，为维生素 B12 的成分，铜、硒不少，磷、钙、镁、铁、锌有一些。

蚝油加有味精。

蚝油含有较多生磺酸，对脑和神经的发育和功能有帮助。

嘌呤含量较高。

一如酱油，蚝油含有一定数量的毒物氯丙醇。

水果 Fruits

蛋白质往往比蔬菜低、脂肪含量大致同蔬菜，不高；糖类比蔬菜高。

多数水果糖分虽多，但升糖指数 Glycemic index(GI) 只算低等，约 29 - 44，可能是纤维及抗氧化成分如多酚较多之故。

水果中的糖主要是蔗糖、葡萄糖、果糖。蔗糖水解後，也有一半是果糖。葡萄糖可以在肝、肌肉和脑代谢，但果糖只能在肝内代谢，代谢不完就转成糖原或脂肪，后者积累，会促成脂肪肝（脂肪肝的主因，是酒精，过多的脂肪和糖类，缺少运动等）。所以水果不要吃太多，而一般蔬菜可以多吃。

很多水果含蘋果酸、檸檬酸、草酸、酒石酸等，会刺激胃酸分泌，不利于溃疡或胃酸倒流病人。不宜空腹吃。

含钾多，肾功能不好者，正在服用降血压或心脏病药 ß-阻断剂，或某些利尿药如螺内酯 spirololactone、氨苯蝶啶 triamterene、阿米洛利 amiloride 的病人，因血钾会升高，不要吃太多水果及蔬菜。

含鞣酸多的水果，如苹果、草莓、杨梅、柿子、枣、石榴、柠檬、葡萄等，有轻度止泻作用。与海鲜同食，可能降低海鲜的蛋白质营养价值，还易发生腹痛、恶心、呕吐等。

嘌岭含量低。

水果在生长过程中，有些果农过量使用催长素、催红素、膨大素，或者存放中过量使用防腐剂，甚至出售中也使用着色剂、打蜡、漂白染色等。各国政府食物管理部门应该有规定限制，购买时要留心。

柑桔类 Citrus fruits

有柑、桔、橙，柠檬，柚等。

柑 Tangerine、橘（桔）Mandarin、橙 Orange

柑 热量 53 卡；含蛋白质 0.8 克，比一般蔬菜低；脂肪 0.3 克；糖类 13 克，其中糖 11 克，多，比蔬菜高；纤维 1.8 克；维生素 C 28 毫克，约为日需量的 31%，B 族也不少；维生素 A 34 微克，为日需量的 4%；钾 166 毫克，不及香蕉的一半，钠只有 2 毫克；还有铜、镁、磷、钙、铁、锌等，都不多。**橘** 的营养数据与柑接近。**橙** 的脂肪及维生素 A 仅及柑的三分之一，但维生素 C（53 毫克）比柑多一倍，纤维也较多。

橙 升糖指数 (P.18) 42，升糖负荷 5，都低。

含有丰富的类黄酮（P.62）如陈皮苷 hesperdin，还有类胡萝卜素、叶黄素+玉米黄素 (P.61) 及精油等抗氧化物（主要在皮）。

研究显示，常吃橙或饮橙汁可降低胆固醇及低密度脂蛋白 LDL，又可减少肾的尿酸结石发病率（推测因其高含量的维生素 C 及柠檬酸）。因富含纤维，对胃肠健康，减肥，减少糖尿病、心脏病等有好处，但橙汁已去掉大部分纤维。

含多量柠檬酸等，会刺激胃酸分泌，避免空腹吃。

性偏凉，味甘酸。有润肺止咳、健脾理气的效果。

柠檬 Lemon，酸橙 Lime

两者营养成分相似：热量仅 29 卡，低；蛋白质 1.1 克，酸橙较少；脂肪 0.3 克；糖类 9 克，其中糖只有 2.5 克，纤维 2.8 克；维生素 C 60 毫克，与橙相似，酸橙少一半，维生素 B 族不少。钾 138 毫克，钠只有 2 毫克；铁 0.6 毫克（3%），镁、钙有一些。

含柠檬酸 Citric acid 很高，有助于溶解肾结石。但会刺激胃酸分泌，胃酸过多或胃酸回流病人应少吃，避免空腹吃。又因酸度高，易伤牙齿。

其精油常作药用或调味。

柚 Pomelo 和葡萄柚（西柚）Grapefruit

后者是柚和橙的杂交品种。

热量仅 38 卡，介于柑桔与柠檬之间；含蛋白质 0.8 克，几无脂肪，糖类 10 克，其中纤维 1 克，都不高；维生素 C 61 毫克，与橙相当；B 族、维生素 A 有一些；钾 216 毫克，钠只有 1 毫克，高钾低钠，有助于降血压；铜较多，磷、镁、铁、锌有一些。

葡萄柚的维生素 A 较柚多，钾较少。

升糖指数 25，低。

茄红素 Lycopene、ß-胡萝卜素（P.61）很丰富。类黄酮（P.62）的柚皮素 naringenin 和柚皮苷 naringin 不少。

研究显示，浓缩柚汁可以降低三酸甘油酯、胆固醇及

LDL，尤其是后者。又可减少糖基化终产物 advanced glycation end products(AGEs) 的生成，后者因糖尿病患者高血糖产生，可致循环不良，以及视力和肾伤害。柚皮精油可阻止黑色素 Melanin 的生成，从而减少日晒斑和雀斑；精油的杀细菌和霉菌的效果也不错；还可能有抑制某些癌细胞作用。

值得注意的是：柚子和葡萄柚会增强某些降血脂药、降血压药、抗抑郁药、助勃起药的药效，引起副作用。这是因为小肠粘膜及肝脏有一种酶：细胞色素氧化酶 P450 3A4，简称 CYP3A4，能分解某些药物，而柚子和葡萄柚含有呋喃香豆素 Furanocoumarines，会破坏 CYP3A4，从而使该药物的浓度大幅升高，甚至达到危险程度。这种影响可以持续 24 小时以上，所以即使隔开时间吃，还是最好避免。各人的影响程度不同，从轻微到严重。

不能与柚子或葡萄柚同服的药物：

- 他汀类降血脂药，如洛伐他汀 Lovastatin、血脂康、舒降之（即 Simvastatin）、立普妥 Lipitor（即 Atorvastatin），可能伤害肝、肌肉，甚至导致肾衰竭；

- 钙拮抗剂降血压药，如硝苯地平 Nifedipine、尼莫地平 Nimodipine、尼索地平 Nisoldipine、费乐地平 Felodipine；

- 调整心律药，如 Amiodarone；

- 安定药，如舒乐安定 Estazolam、佳乐定 Alprazolam、buspirone；

- 某些类固醇药如治疗节段性回肠炎 Crohn's disease

和溃疡性结肠炎 ulcerative colitis 的 Budesonide；

● 免疫抑制剂，如环孢素 Cyclosporin。

● 助勃起药，如 Sildenafil(Viagra,Cialis)。

柑与葡萄柚的杂交品种橘柚 Tangello，以及苦橙 Bitter ornage(Seville orange)，还有杨桃也有这种作用。

但橘、柑、橙和柠檬、酸橙没有这种作用，可以安心吃。

跟以上药物相反，抗组胺药，如特非那丁 Terfenadine，Allegra (fexofenadine).因柚子或葡萄柚有成分会阻碍药物进入细胞起作用，使药效大减。（橙汁或苹果汁也有类似作用）。

香蕉 Banana

热量 97 卡；蛋白质 0.7 克，脂肪 0.3 克，都不高；主要是糖类，有 23 克，比很多水果高，越成熟，由淀粉转成糖（蔗糖、果糖、葡萄糖）越多；食用纤维 2.6 克，富含果胶 Pectin （P.45），是可溶性纤维，有利结肠健康，也是大肠益生菌的食物。维生素 A（ß-胡萝卜素形式）有一些；维生素 B 族特别是 B6 较多，B1、B3 也不少，维生素 C 12 毫克（日需量 90 毫克），不多。

一般认为香蕉含钾很多，其实 100 克（约一根）香蕉含钾 358 毫克，在蔬果中算是中等稍高。而钾日需量为 4700 毫克，相当于 13 根香蕉。铜、锰多，镁 28 微克（7%）；锰较多，占日需量的 13%，利于强固骨骼；锌、铁有一些。

香蕉含有色氨酸(P.11)，在脑内在维生素 B6 配合下转变为血清素 Serotonin，与愉悦和睡眠有关，有建议睡前吃一根香蕉，可助睡眠。但也含酪氨酸(P.14)——刺激性神经介质的前身，有兴奋作用。

熟香蕉升糖指数 62，升糖负荷 16，偏高，糖尿病人慎用。

青香蕉的糖分少而淀粉多，而且含很多抗性淀粉（P.19），难消化，血糖上升慢(P.18)。

香蕉也含有花青素及儿茶精类 catechins（P.62），都是抗氧化成分。另一抗氧化成分白矢车菊素 Leucocyanidin，研究发现能增进胃粘膜厚度，加上香蕉能中和胃酸，因此能缓解胃酸回流。

研究表明：常常吃香蕉有利于心脏（因钾及抗氧化物），胃肠健康（因食用纤维，果胶）；每周吃 2-3 次或 4-6 次香蕉，可以降低得肾病的风险 33-50%。但对糖尿病人是否有好处？仍然有不同意见。

香蕉成熟时，会产生很多乙烯气体 Ethylene，加速成熟过程，也加速一同存放的其它蔬果成熟。

香蕉性寒味甘，有清热解毒、潤肺滑肠功效。

梨 Pears

热量 57 卡；蛋白质少，只有 0.5 克；脂肪 0.1 克；糖类 15 克，其中糖 10 克，也是果糖多，纤维有 3 克，富含果胶（P.45），保护结肠健康；维生素 K 4.5 微克（4%），维生素 C 只有 4 毫克，B 族有一些；钾 116 毫克，只有香蕉的 1/3，钠 1 毫克；铜较多，钙、镁、铁少量。

升糖指数 38，升糖负荷 4，不高。

<u>亚洲梨</u>糖类稍低，脂肪略高。

梨，尤其是带红皮的梨，含有类胡萝卜素、叶黄素和玉米黄素（P.61），多酚(P.62)如类黄酮、花青素等。很多营养成分在<u>梨皮</u>，所以最好连皮吃。

梨成熟时，会产生很多乙烯气体 Ethylene，加速成熟过程，也加速一同存放的其它蔬果成熟。

梨性凉味甘，能清心润肺，清热生津，治热咳浓痰，咽痛眼赤，又能利尿通便。

苹果 Apples

热量 54 卡；蛋白质只有 0.3 克，比很多水果低；脂肪也仅 0.2 克；糖类 14 克，与梨相近，主要是糖：10 克，果糖多，还有葡萄糖、蔗糖、乳糖等，纤维 2.4 克，包括可溶性纤维果胶(P.45)。维生素 C 仅 5 毫克，不及橙的 1/10，B 族，维生素 A、K 也不多；钾 107 毫克，约为香蕉的 1/3，钠只有 1 毫克；还有不多的钙、镁、铁。

升糖指数 39，升糖负荷 6，不高。

植物抗氧化成分有 ß-胡萝卜素（P.61）、茄红素，以及叶黄素+玉米黄素；类黄酮(P.63)的<u>槲皮素</u>，含量很高，还有儿茶素，绿原酸。果皮含量更多，连皮吃好啊！

苹果含<u>鞣酸</u>，有收敛止泻作用。与<u>海鲜</u>同食，可能发生腹痛、恶心、呕吐等。

研究表明苹果可能有助于降血糖和控制糖尿病；降胆固醇，减少动脉粥样硬化和心脏病；缓解哮喘；降低结直肠、乳腺，及肺癌风险。

苹果可能引起胀气、腹痛。有人对苹果过敏，较特别的是<u>口过敏症</u> Oral allergy syndrome （OAS），致口、舌、面部，甚至喉头水肿。严重的须紧急送医。

苹果的核仁含有少量氢氰酸，有毒。

苹果成熟时，会产生大量<u>乙烯气体</u> Ethylene，加速成熟过程，也加速一同存放的其它蔬果成熟。

苹果性凉或平，味甘；具有生津止渴，益脾止泻的作用。

桃 Peaches 与**油桃 Nectarines**

热量 42 卡；蛋白质 0.9 克，油桃稍高；比苹果、梨稍高高；其蛋白质组成中富含<u>色氨酸</u> Tryptophan (P11)，是血清素和褪黑素的前驱，与愉悦感和睡眠有关；脂肪 0.3 克；糖类 10 克，其中糖达 8.4 克，主要是果糖，纤维约 1.4 克，油桃稍多，但比梨、苹果少；维生素 C 6.6 毫克，约为橙的 1/10；维生素 A、E、K 比苹果多，B 族一般；钾 190 毫克，约为香蕉的一半，钠微量；铜、锰、镁、钙、铁都有一些。

其它植物抗氧化成分有茄红素、ß-胡萝卜素、叶黄素、玉米黄素 (P.61) 及多酚类黄酮 （P.62）如花青素、氯原酸、槲皮素、儿茶素、咖啡酸等，与苹果类似，尤以果皮中多。

研究显示桃或桃树叶的提取物有助于降血压，降胆固醇、LDL 及三酸甘油酯；降低血糖及胰岛素抵抗；帮助皮肤保湿，及防止紫外线伤害；防止皮肤癌、乳腺癌发展；防止组织胺释出从而减轻过敏症状；促进免疫功能等。有保护胃肠、心血管、视网膜及晶体、助减肥等功效。

一如苹果，桃及油桃也可能引起<u>口过敏症</u>，致口、舌、唇水肿，但不多见。

桃及油桃成熟时，会产生较多乙烯气体 Ethylene，加速成熟过程，也加速一同存放的其它蔬果成熟。

桃及油桃味甘微酸，性微温。能益气补血，养阴生津。

杏 Apricots

热量 48 卡；蛋白质 1.4 克，比桃或香蕉高；脂肪 0.4 克；糖类 11 克，其中糖 9 克，与桃相似，也是果糖多；纤维 2 克，稍高于桃；<u>维生素 A</u> 达 578 微克（1926IU），为日需量的 2/3，还有 E 和 K 各 4%；维生素 C 11 毫克，约为橙的 1/6，B 族一般；钾 259 毫克，约为香蕉的 2/3 多一点，钠只有 1 毫克高钾低钠，有利于降血压；锰、铜较多，还有铁、镁、钙等。

升糖指数 32，低。

植物抗氧化成分有类胡萝卜素（P.61）、叶黄素、玉米黄素，及多酚类黄酮(P.62)。

杏成熟时，会产生很多乙烯气体 Ethylene，加速成熟过程，也加速一同存放的其它蔬果成熟。

杏性温味苷酸；能润肺止咳，生津止渴。

【注 其核也叫杏仁，作中药用，与坚果杏仁 Almond 不是一回事】。

梅和李 Plums

热量 46 卡；蛋白质 0.7 克，脂肪 0.3 克，都不高；糖类 11 克，其中糖有 10 克，较多，纤维 1.4 克，与桃相似；维生素 A 107 微克（356IU，12%），维生素 K 6.4 微克（8%），都不少；钾 157 毫克，约为香蕉的一半不到，钠微量；还有铜、锰、铁、镁。

升糖指数 53，不算高（<55）。

　　梅干 Prune 或其果酱的营养成分大约高一倍，但维生素 C 多丧失，而维生素 K 则增加。

梅干或梅干酱常被由于治疗便秘，除了因纤维外，还因其含有轻泻作用的山梨醇 Sorbitol。

有研究指出，梅所含的抗氧化成分，尤其是花青素，比桃高一倍，其抗炎症及相关心血管等慢性病的作用更强。

梅含糖较高，但研究显示有助于降血糖和减少糖尿病，可能因其含有脂连蛋白 Adiponectin 及较多的纤维所致。

研究显示梅干可能防止甚至反转骨质流失，原因未明，可能与其含有的抗氧化成分、维生素 K、镁、磷、钾以及某些激素有关，但还要更多研究。

梅或梅干可以降血压、减少胆固醇及 LDL。

梅成熟时，会产生很多乙烯气体 Ethylene，加速成熟过程，也加速一同存放的其它蔬果成熟。

梅味酸涩，性平；能理气和中，舒肝解郁，生津止渴，止咳止泻。

柿 Persimmon

种类多。以日本柿为例：热量 70 卡；蛋白质 0.6 克，脂肪 0.2 克，都不高；糖类 19 克，几为桃、李的二倍，其中糖 13 克，纤维 3.6 克，富含果胶（P.45），保护结肠。维生素 C 仅 7 毫克，约为橙的 1/10，维生素 A（ß-胡萝卜素形式）、E、K 及 B 族特别是 B6 不少；钾 161 毫克，不到香蕉的一半，钠只有 1 毫克；矿物质锰、铜较高，磷不少，钙有一些。

美国柿营养数据较高：热量 127 卡；蛋白质 0.8 克，脂肪 0.4 克，糖类 34 克。维生素 C 66 毫克，相当于一个小橙，钾 310 毫克，比香蕉少，钠微量；铁 2.3 毫克，达日需量的 13%，

柿子中有一类含鞣酸 Tannin 多，可达 20%，味涩，要去涩後才能吃，如日本柿的 Hachiya，心脏型。另一类含鞣酸较少，无须去涩，如 Fuyu，扁球型。

柿饼因脱水浓缩，营养成分增加，但维生素损失很多。

植物抗氧化成分如类胡萝卜素（P.61）、叶黄素、玉米黄

素，多酚类(P. 62)黄酮如槲皮素、坎非醇不少。

空腹不宜吃很多柿子，因柿子的鞣酸和果胶在胃酸作用下，会形成凝块——胃结石 Gastrolith，难于消化，引致胃疼、阻塞。

柿有助于降低"三高"，减轻炎症，又因其富含维生素 A 及叶黄素、玉米黄素，对眼睛有利。鞣酸有收敛止泻作用，但吃多了可能引起便秘，也会影响钙、铁的吸收。柿子味甘涩，性寒，清热生津，润肺健脾。体质虚寒的人不宜多吃，孕哺少吃。柿子与海鲜同食，可能发生腹痛、恶心、呕吐等。

有人认为柿不应与一些食物同吃，仅供参考：与螃蟹同属寒性，多吃可致腹痛吐泻；酒、甘薯、酸菜等刺激胃酸分泌，促成胃结石；海带富含钙，成鞣酸钙难消化。

枣 Jujube

热量 79 卡，蛋白质 1.2 克，糖类 20 克，纤维 10 克，果胶(P. 45)多，以上各项都高于一般水果；脂肪 0.2 克；维生素 C 达 70 毫克，不亚于橙，还有维生素 A、B 族；钾 250 毫克，约为香蕉的 2/3 稍多，钠 3 毫克，高钾低钠，有利降血压；钙、铜、铁、镁、锰、磷、锌含量不等。

干品营养浓缩，维生素 C 损失多，但维生素 K 增。

一如柿，含果胶和鞣酸多，空腹吃大量可能生成胃石。与海鲜同食，可能发生腹痛、恶心、呕吐等。

其它抗氧化成分有三萜酸，类黄酮(P. 62)等。

枣用于帮助睡眠，缓解焦虑，以及防治失智。研究显示枣含有皂苷类 Saponins 及类黄酮的棘苷 Spinosin，二者均能促进生成抑制性神经介质 γ-氨基丁酸 GABA 及愉悦性神经介质血清素 Serotonin。

研究显示枣提取物或其木质素 Lignins 能促进免疫功能，增强自然杀手细胞，杀死多种癌细胞，有抗癌效果；增强胃肠粘膜，抵抗毒物或细菌伤害。但还需要更多研究。

枣会干扰某些抗抑郁药如 Venlafaxine，或加强抗癫痫药如 phenytoin, phenobarbitone, carbamazepine 的作用，正在服用这类药的患者，吃枣要谨慎。

棗經沸水燙過曬乾，即成**红枣**；而**黑枣**是經沸水燙過，再薰焙至棗皮發黑，棗肉半熟，乾燥而成。红枣性平味甘，补中益气，养血安神；黑枣重于补肾养胃。

枣椰 Date

常见到的是干果。干品热量 282 卡；含蛋白质 2.5 克，脂肪 0.4 克，糖类 75 克，其中糖 63 克，纤维 8 克；维生素 C 多消失，B 族还有保留；钾 656 毫克，约等于香蕉的 2 倍，钠 2 毫克，高钾低钠，有利降血压；镁、铜、锰、铁、钙较多。

枣椰纤维多，利于通便；升糖指数不高，糖尿病人可以食用。

升糖指数 66，中等，升糖负荷 25，高。

抗氧化成分多，如类黄酮（P.62）、类胡萝卜素（P.61）

等。

研究显示枣椰有助于减少致炎因子 IL-6，脑的类淀粉蛋白斑块形成，从而<u>缓解失智</u>；又可增强<u>记忆和学习能力</u>，<u>缓解焦虑</u>。怀孕后期吃枣椰有<u>助于自然分娩</u>，缩短时间，可能是因加强了催产素的作用；此外枣椰富含的鞣酸也有加强宫缩作用。

山楂 Hawthorn

热量 95 卡；蛋白质 0.6 克、脂肪 0.3 克，都很少，糖类 7.7 克，其中糖 5 克，主要是果糖和葡萄糖，纤维 2 克。维生素 C 59 毫克，相当于一个小橙子，维生素 A 、E 有一些；钾 153 毫克，不及香蕉的一半，钠 1 毫克；锰、钙、铁、镁、铜、磷都有些。

山楂含山楂酸、<u>酒石酸</u>、<u>柠檬酸</u>、<u>苹果酸</u>，刺激消化，还有鞣酸、胆碱等。又含有<u>脂肪酶</u>，<u>帮助消化油脂</u>。

其它抗氧化成分有类胡萝卜素（P.61），多酚(P.62)如绿原酸、咖啡酸、山楂酸 Crataegolic acid、槲皮素、表儿茶酚 epicatechin 等。

山楂提取物可以降低某些致炎因子，缓解哮喘、糖尿病；扩张血管降血压（研究结果不一致）；降低胆固醇、LDL 及三酸甘油酯；<u>促进消化</u>，加速排便；<u>刺激头发增生和毛囊生长</u>（多种生发剂含有山楂成分）；可能有<u>缓解焦虑和抑郁</u>的作用；改善心脏机能，缓解心力衰竭症状。但还需要更多研究。

山楂性微温，味甘酸。能消食止泻，活血止痛。用于腹胀泄痢，痛经闭经等。

莓果类 Berries

有很多种。以蓝莓为例：热量 57 卡；蛋白质 0.7 克，脂肪 0.3 克，与橙相仿，都不高；糖类 14 克，包括糖 10 克，较高，纤维 2.4 克，不少。维生素 K 19 微克（16%），不少，维生素 C 10 毫克（16%），不多；B 族以 B6、B1、B2 较多。钾 77 毫克（2%），钠 1 毫克，都很低；锰多，铜、镁、铁有一些。

升糖指数 40，不高。

富含类胡萝卜素，叶黄素和玉米黄素（P.61），类黄酮（P.62）的花青素，白藜芦醇，鞣花酸等抗氧化成分。

研究显示蓝莓有助于延缓认知衰退，防治糖尿病，抗慢性炎症和心血管疾病，降血压，增强骨质，保护皮肤胶原蛋白，减少皱纹；蔓越莓 cranberry 可能防治尿路感染，但实验及临床证据不足。树莓（覆盘子）Raspberries 含纤维多，有人用于解除便秘，也用于中药。

石榴 Pomegranate

肉连籽一起吃，或打成汁：热量 83 卡；蛋白质 1.7 克，脂肪也有 1.2 克，算比较高了；糖类 19 克，其中糖有 14 克，较甜；纤维 4 克，不少；维生素 C 10 毫克（17%），维生素 K 16 微克（14%），B 族以叶酸、B6、及 B1、B2 较多；钾 236 毫克，约为香蕉的 2/3，钠 3 毫克，高钾低钠，有利降血压；铜丰富，镁、铁、锌有一些。

皮不能吃，但其提取物含有丰富的抗氧化成分。

石榴及其皮的特有的抗氧化成分是安石榴苷 pnicalagins，以及果肉中的石榴酸 punicic acid，是人体必需脂肪酸——亚油酸的一种。

安石榴苷有很强的抗炎作用，实验证明能降低炎症指标 CRP 及白介素-6，对缓解心脏病、糖尿病、老人失智以及癌症都有帮助。

其它植物抗氧化成分如 (P.62) 花青素、白藜芦醇含量也很丰富。

石榴提取物或汁可能延缓前列腺癌成长，明显延长前列腺特异抗原 PSA 倍增时间；抑制乳腺癌细胞复制。又可能缓解骨关节炎；降低胆固醇 LDL 及三酸甘油酯及降血压；增强记忆；增进运动能力，增进勃起功能（谓可能因富含硝酸盐而加强血流所致）；有抗菌作用，对抗牙龈炎。有保健品出售。

石榴性温味甘涩，能生津止渴、收敛固涩，对咽干口燥、便血、腹泻等症有辅助治疗作用。

番石榴（巴乐）Guava

与石榴不同科，并无亲缘关系。

热量 68 卡；蛋白质 2.6 克，其色氨酸、苏氨酸，及亮、异亮氨酸（P.10,9）丰富；脂肪也有 0.4 克；糖类 14 克，其中糖有 9 克，纤维 5 克，在水果中都是较多的；维生素 A 187 微克（624 IU，21%），维生素 C 非常丰富，达 228 毫克，比橙高三倍，B 族叶酸、B6、B1、B3

较多，维生素 E、K 有一些；钾 417 毫克，比香蕉还多，钠只有 2 毫克，是高钾低钠食物，利于降血压，肾功能不良者慎用；铜、锰、镁较多，还有铁、钙。

其它抗氧化成分如类胡萝卜素（P.61）很多，多酚(P.62)如没食子儿茶精 gallocatechin，研究显示对保护胃粘膜，对抗溃疡有效，还有白矢车菊素 leucocyanidin，可能有抗癌效果。

研究表明：番石榴或其叶提取物或泡茶能降低血糖，减轻胰岛素抵抗；降血压、降低 LDL 及升高好胆固醇 HDL；纾缓子宫收缩，缓解经痛；阻止某些癌细胞生长；促进皮肤健康，外用治疗痤疮；可能由于抗菌及鞣酸，能止泄痢；但因含大量纤维，又能治便秘和减肥。但还要更多研究。

叶的提取物常做成保健制剂。

番石榴味甘涩、性平。能收敛止涩，止泻止血。叶清热解毒。

无花果 Figs

热量 74 卡；蛋白质 0.8 克；脂肪 0.3 克，都不高；糖类 19 克，其中糖达 16 克，很甜；纤维 3 克；维生素 C 2 毫克，少；维生素 K（4%）不少，A 有一些；B 族以 B6、B1、B2 较多；钾 232 毫克，约为香蕉的 2/3, 钠 1 毫克；铜、锰较多，还有钙、铁、镁等。

无花果干的营养更浓缩，新鲜无花果保留较多维生素 C 及类胡萝卜素。

无花果蛋白质含较多苯丙氨酸-酪氨酸（为兴奋性神经介质 P. 10, 14）。

无花果含有苹果酸、柠檬酸，以及多种<u>消化酶</u>，饭后吃无花果，有很好的<u>助消化</u>作用。

其它抗氧化成分有类胡萝卜素 (P.61) 及多酚类黄酮 (P.62) 如没食子酸 gallic acid，氯原酸 chlorogenic acid，芸香苷 rutin，槲皮素等。红皮的无花果又比青皮的多，皮比肉更多。

研究显示：无花果或无花果浆或其叶的提取物助排便，缓解腸易激綜合症 Irritable bowel syndrome （IBS）或溃疡性结肠炎的便秘等症状，但过量可致腹泻；降低血压、血脂；助降血糖和增加胰岛素作用，但<u>无花果干含糖高</u>，糖尿病人应慎用；无花果叶提取物及<u>胶乳 latex</u>能抑制多种癌细胞，对抗胃癌；阻止老年性黄斑退化；增进性爱和勃起功能；外用无花果胶乳可能改善皮肤健康，缓解干、痒，消除瘊疣，但对有些人可能引起过敏。

无花果性平味甘，能清热生津；解毒消肿；健脾开胃。治咽喉肿痛；干咳声嘶；肠热便秘，消化不良。

枇杷 Loquat

热量只有 47 卡；蛋白质 0.4 克。脂肪 0.2 克，都很低；糖类 12 克，但纤维只有 1.7 克，富含果胶，对结肠有利；<u>维生素 A</u> 达 458 微克（1528 IU，51%），B 族的 B6、叶酸较多，C 只少量；钾 266 毫克，约为香蕉的 2/3，钠 1 毫克，高钾低钠，利于降血压；铜、磷、铁、镁较多。

抗氧化成分有多酚类（P.62）的<u>氯原酸，表儿茶素</u>；类胡萝卜素族（P.61）的叶黄素，玉米黄素。

研究表明枇杷有助于降血压和血脂；枇杷叶或核提取物能降血糖，减轻记忆损害；又防止乳腺癌细胞扩散，其所含的氯原酸能阻止结肠癌蔓延。叶被用于缓解异位性皮炎（湿疹）。

枇杷<u>核</u>含有生物碱<u>氰糖苷</u> cyanogenglycosides，<u>有毒</u>。

枇杷味甘酸、性平；功能清肺止咳，生津止渴。**核**味苦性平，有毒，祛痰止咳，主要用于治疗肺热和咳嗽。日本民间也用枇杷**叶**防治呼吸道疾病。

葡萄 Grapes

热量 67 卡；蛋白质 0.7 克；脂肪 0.2 克，都是较低的；糖类 17 克，其中糖有 15 克，很高了，纤维 1 克。<u>维生素 K</u> 2.2 微克，达日需量的 12%，维生素 A（ß-胡萝卜素形式）也不少；维生素 C 3.2 毫克（5%），少；B 族以 B6、B1、B2 较多。钾 191 毫克，约为香蕉的一半多点，钠 2 毫克；，钙、磷、镁、铁也有一些。

升糖指数 59，稍高；但升糖负荷只有 11，不高。葡萄干 Raisins 升糖指数 62，升糖负荷 28，高了。

植物性抗氧化成分有类胡萝卜素（P.61）如叶黄素、玉米黄素。多酚类黄酮（P.62）的<u>白藜芦醇</u> resveratol 很丰富（尤其于<u>红葡萄的皮中</u>）此外是槲皮素 quercetin，原花青素（于籽特多）。

173

葡萄含有褪黑素 selatonin，有助睡眠。

葡萄、苹果、梨等多种水果含糖多，但美国糖尿病协会鼓励糖尿病人适当食用水果（不是果汁）。

葡萄性平，味甘酸。能益气，养血，生津，利水。是体弱和贫血者的佳品。

杨桃 Carambola，Star fruit

热量只有 31 卡；蛋白质 1 克，脂肪 0.3 克，都很低；糖类 7 克，较低，其中糖 4 克，纤维 2.8 克，不少；维生素 C 34 毫克，约半个橙子，A 也有一些，但 B 族少；钾 133 毫克，不多，钠 2 毫克；镁有一些。

植物抗氧化成分有多酚类(P.62)槲皮素，没食子酸，表儿茶素等。

可能减少炎症，胆固醇，脂肪肝。

含草酸高，肾病人不宜多吃。

类似葡萄柚，杨桃也可以使史它汀 statins 等一些药物的吸收加强（参见"葡萄柚"部分），应避免同时服用。

杨桃性寒，味甘酸；能清热，生津，润肺，利水；可治口渴咽干，风热咳嗽，小便不利等。

荔枝 Lychee, Litchi

热量 66 卡，与葡萄相似，比橙高 50%；蛋白质 0.8 克，一般；脂肪 0.4 克，虽然低，还是比很多水果高；糖类 17 克，主要是糖 15 克，比橙高 50%，但升糖指数只有 50（低于 55），而且果糖多（果糖不刺激胰岛素分泌），糖尿病人可以适当食用；纤维 1.3 克，比橙少一半；维生素 C 72 毫克，相当于一个中等橙子，B 族不少，以 B6、B2、B3 较多；钾 171 毫克（日需量 4700 毫克），只及香蕉一半，钠 1 毫克；铜多，磷、镁、锌有一些。

荔枝干的营养数据比鲜荔枝约高 4 倍。

植物抗氧化成分有多酚(P.62)表儿茶素，芸香苷等。

荔枝含有降糖氨酸 hypoglycin A，能抑制糖原异生作用，从而使血糖降低，有利于糖尿病人；但能导致低血糖致腹痛呕吐，甚至发生低血糖脑病 Encephalopathy 而致死。尤其于小孩或营养不良者，应避免空腹吃大量荔枝。

有研究认为荔枝能减少日晒伤，助头发生长，防止白内障，增强骨质，提高性欲等，但还需要更多研究。

荔枝性温热，味甘微酸；能益气，补血，安神；用于脾虚久泻，病後体弱，改善失眠，健忘。但因性偏热，多吃可能引起"热气"，如口咽肿痛，皮肤生疮，所以广东人谓"一把荔枝三把火"。

荔枝核有微毒。

红毛丹（毛荔枝）Rambutan（法语）

热量 75 卡，比荔枝稍高；蛋白质 0.5 克，脂肪 0.3 克；

糖类 16 克，其中糖 13 克，和荔枝差不多，纤维有 3 克，比荔枝多；维生素 C 30 毫克，仅及荔枝的二分之一，B2、B3 和叶酸不少；钾 180 毫克，钠 6 毫克，都不高；锰、铜较多，镁、铁不少，钙、磷、锌有一些。

升糖指数 59，中等。

红毛丹含抗氧化成分多酚类 (P. 62) 的没食子酸，可能对心脏有好处，但主要在红毛丹皮。

红毛丹一如荔枝，含有降糖氨酸 hypoglycin A，能抑制糖原异生作用，从而使血糖降低，有利于糖尿病人；但能导致低血糖致腹痛呕吐，甚至发生低血糖脑病 Encephalopathy 而致死。尤其于小孩或营养不良者，应避免空腹吃大量红毛丹。

龙眼 Longan

熱量 60 卡，跟荔枝差不多；蛋白質 1.3 克，比荔枝高，但脂肪只有 0.1 克，比荔枝低；糖类 15 克，纤维 1.1 克，也比荔枝稍低。维生素 C 84 毫克，比荔枝还高，与橙接近；B 族尤其是 B2 较多；钾 266 毫克（日需量 4700 毫克），比荔枝高，钠微量；铜丰富，镁、锰、磷有一些。

升糖指数 45，不高。

龙眼的植物抗氧化成分主要是多酚 (P. 62)，如槲皮素等，其皮及核含量更高，供提取槲皮素。

一如荔枝，龙眼干的营养比鲜龙眼约高 4 倍。

龙眼一如荔枝，含有降糖氨酸 hypoglycin A，能抑制糖原异生作用，从而使血糖降低，有利于糖尿病人；但能导致低血糖致腹痛呕吐，甚至发生低血糖脑病 Encephalopathy 而致死。尤其于小孩或营养不良者，应避免空腹吃大量龙眼。

龙眼性温味甘，不似荔枝湿热。功能补益心脾、养血安神。主治气血不足、心悸，健忘，失眠，以及病後虚弱。

芒果 Mango

热量 60 卡；蛋白质 0.8 克，与橙相似；脂肪 0.4 克，仍然很低但比一般水果高；糖类 15 克，其中糖有 14 克，比橙高约 40%，与龙眼接近；纤维 1.6 克，不少；维生素 C 36 毫克，约半个橙，但芒果含脂溶性维生素 A、E、K 较多，B 族尤其是 B6、叶酸不少；钾 168 毫克，约为香蕉的一半，钠 1 毫克；铜丰富，锰、镁、钙、铁、锌、硒有一些。

升糖指数 51，不算高（低于 55）。

植物抗氧化成分如多酚类 (P.62) 的芒果苷 mangiferin，抗氧化力特强，对抗癌、糖尿病、抗慢性炎症等方面，都有不少研究。此外还有儿茶素，花青素，槲皮素，山奈素，鼠李黄素 rhamnetin 等；以及属于类胡萝卜素 (P.61) 的茄红素，叶黄素、玉米黄素。

芒果含淀粉酶，助消化淀粉（比较：山楂含脂肪酶）。

芒果助加强免疫，降低胆固醇、三酸甘油酯，减轻便秘，保护视力，改善毛发皮肤，助对抗白血病及结肠、肺、乳腺、前列腺癌，但需要更多研究。

因芒果含有较多茄红素，一次吃大量，皮肤可能出现条斑状黄染，停吃后退去。

芒果成熟时，会产生较多乙烯气体 Ethylene，加速成熟过程，也加速一同存放的其它蔬果成熟。

芒果性凉，味甘酸；功能益胃止呕，解渴利尿。

菠萝（凤梨）Pineapple

热量 50 卡，与橙相近；蛋白质 0.5 克，只有橙的一半，蛋白质含较多苯丙氨酸-酪氨酸（为兴奋性神经介质 P.10, 14）。脂 1 克，水果中算高了；糖类 13 克，其中糖 10 克，比橙稍高，纤维 1.4 克；维生素 C 48 毫克（日需量 90 毫克），稍次于橙，B 族以 B6、B1、叶酸较多，少量维生素 A 和 K；钾 109 毫克，仅及香蕉 1/3，钠 1 毫克；锰很多，达日需量的 40%，有助生长，强骨骼；铜不少，镁、铁、磷、锌、钙有一些。

升糖指数 58，升糖负荷 11，偏高。糖尿病人慎用。

菠萝含有独特的菠萝蛋白酶 Bromelain，助消化（比较：芒果含淀粉酶，山楂含脂肪酶），被用于胰功能不足病人；又能促进免疫，抗炎消肿，缓解关节痛；还有抗癌作用。其制剂从菠萝芯提取。

菠萝有助于减缓老年性黄斑退变，哮喘，降血压，减轻糖尿病，抗癌，助消化，助生育，护发美容。

由于菠萝含有刺激性的糖苷及菠萝蛋白酶，溃疡病或胃酸过多者应少吃菠萝。将果皮和刺削净，果肉切成块，浸渍于淡盐水或糖水中，可以减除涩味和刺激。

菠萝性平，味甘微涩。能清热解暑，消食止泻，降压利尿。

樱桃 Cherry

热量 50 卡；蛋白质 1.i 克，稍高于橙；脂肪 0.3 克；糖类 12 克，其中糖 8 克，纤维 1.6 克，比橙稍高；维生素 A、E、K 有一些，C 10 毫克，不多，B6、B2、B1 不少；鉀 222 毫克，约为香蕉的 2/3，钠微量；铜较多，镁、锰、磷、铁、钙有一些。

樱桃的糖分雖然高，但升糖指數只有 22，低，有助於抗糖尿病；

樱桃有豐富的抗氧化成分如类胡萝卜素（P.61），叶黄素、玉米黄素。含有褪黑素，有利睡眠。

研究表明：樱桃或其汁或提取物可緩解骨關節炎；減少痛風發作；降低膽固醇及 LDL、三酸甘油酯；減輕運動後肌肉疼痛；樱桃又可降低血壓，降血糖（血紅蛋白 A1$_c$）。

樱桃性温，味甘微酸；功能补中益气，祛风去湿，消食利水，治腰腿酸痛。

酪梨（牛油果）Avocado

热量 167 卡，比橙高 4 倍。主要因为含脂肪高，达 15 克，日需量 78 克，旧 65 克），其中单不饱和脂肪（主要是油酸）19 克；多不饱和脂肪 2 克；饱和脂肪也有 2 克。不含胆固醇（植物没有胆固醇）。蛋白质 2 克，高橙一倍。糖类9克，比橙稍低，但仅微量糖（0.7克），而纤维高达7克。脂溶性维生素K 21.6微克，达日需量18%，E达9%，A也有1%，维生素C 9毫克（10%），低；B族丰富，尤以叶酸、B6、B3、B2、B1较多。钾507毫克，为橙的3倍，比香蕉还要高40%，钠仅8毫克，高钾低钠，有利降血压；铜丰富，镁、锌、磷、锰、铁、也不少，少量硒、钙。

蛋白质含较多苯丙氨酸-酪氨酸（为兴奋性神经介质P. 10, 14）。

植物抗氧化成分有类胡萝卜素，叶黄素、玉米黄素（P. 61）；还有多酚（P. 62）儿茶素、原花青素。

含 ß-谷甾醇 ß-sitosterol，有助于心血管健康。

因脂肪、热量都高，不能过量吃。

研究表明：酪梨可降低胆固醇、三酸甘油酯、LDL，而升高 HDL。一项大规模调查显示，常吃酪梨者较少心脏病、糖尿病，体重较轻，体表质量指数 BMI 较低。酪梨提取物可能抑制前列腺癌；酪梨和大豆提取物可缓解骨关节炎。

　　酪梨核含有的抗氧化成分很高。核可以去皮後煮熟吃，清香但味苦涩；也可以烤熟後切碎打粉，加蜂蜜或果汁饮用。

奇异果（猕猴桃）Kiwi fruit

热量58卡，蛋白质1.1克，比橙高，色氨酸多，苯丙胺酸+酪氨酸也不少(P. 10-14)；糖类14克，其中糖9克，纤维 3 克。均比橙约高 30%，脂肪 0.5 克，在蔬果中算高的。维生素 A 不如橙多；但维生素 K 41 微克，为日需量的 34%，不少；维生素 C 75 毫克，与橙相当，B 族尤其是 B6 和叶酸多。钾 198 毫克，与橙相当，约为香蕉的一半，钠 5 毫克；铜很多，磷、镁、钙也不少。

奇异果的大量维生素 C 参与胶原生成，有助于维持皮肤的弹性和光滑。奇异果有助睡眠，可能因富含血清素前驱色氨酸。

奇异果含有特殊的蛋白质 Kiwellin 和 kissper，有很强的抗肠道炎症作用。又有猕猴桃碱 actinidin，助蛋白质消化。

其它抗氧化成分有类胡萝卜素，叶黄素、玉米黄素（P. 61）等。

奇异果有助于降血压，防肾结石形成，抗癌，缓解便秘。

奇异果甘酸而寒，有解热、止渴、通淋、健胃的功效。

火龙果 Dragon fruit，Pitaya（西语）

热量 62 卡，蛋白质 0.9 克，糖类 14 克，主要是糖 8 克，纤维 3 克，都比橙稍高。维生素 C 21 毫克，约为橙的 1/3；钙、镁、铁较高。不同品种的营养数据差别很大。

植物抗氧化成分有甜菜素 betalains，能阻止低密度脂蛋白胆固醇 LDL 的伤害作用；羟基肉桂酸酯 hydroxycinnamates，可能有抗癌效果；还有花青素（P. 62），有助于防止血管硬化。

火龙果含有一种植物白蛋白，能与重金属结合而帮助解毒。

研究表明火龙果可以减少胰岛素阻抗，从而降低血糖；又能减轻脂肪肝；有助于降血脂，抗癌，增进消化，缓解便秘或腹泻，治疗缺铁性贫血，抗衰老，增进皮肤健康。外用治疗痤疮。

火龙果含果糖高，适量食用有好处，不会刺激胰岛素分泌，有助于降血糖；但不宜吃过多，过多果糖代谢不了转成肝糖原和脂肪，加速脂肪肝形成。

火龙果性凉（一说寒），功能清热解毒，治燥热，咳嗽，润肺，明目。

百香果 Passion fruit

热量 97 卡；蛋白质 2.2 克，脂肪 0.7 克，糖类 23 克，都比橙高一倍，糖 11 克，纤维高达 10 克，比很多水果都多；维生素 A 64 微克（71%），丰富；还有少量 E、K；维生素 C 30 毫克，约相当于半个橙，B2、B3、B6 不少，钾 348 毫克，与香蕉差不多，钠 28 毫克，高钾低钠，有助降血压；铜、磷、铁（1.6 毫克，9%）、镁也多，还有少量锌、硒。

植物抗氧化成分有类胡萝卜素 (P.61)，多酚 (P.62) 特别是白皮杉醇 piceatannol，能增强胰岛素敏感性，对糖尿病人有利；又类似白藜芦醇，有抗炎、抗癌作用。

百香果助消化，缓解便秘，安神和缓解焦虑；有谓能减少老人夜尿频数。

百香果皮提取物可能缓解哮喘或骨关节炎。

对胶乳 latex 过敏的人，有可能对百香果过敏。

释迦（番荔枝）Sugar apple

热量 90 卡；蛋白质 2 克；脂肪 0.3 克；糖类 24 克，主要是淀粉，几无糖，纤维 4.4 克；以上各项都比橙约高一倍，所以是高热量水果。维生素 C 40 毫克，约半个橙子，B 族不少，维生素 A 有一些；锰、钾、镁、铜较多，磷、钙不少，铁、锌、硒有一些。

释迦帮助消化和缓解便秘，助降血压、血脂、血糖，减轻哮喘，肌风湿痛。但需要更多研究。

释迦性温，热性体质的人不宜多吃。

莲雾（洋蒲桃）Jambu fruit，Wax apple

热量 25 卡，只有橙的一半；蛋白质 0.6 克，糖类 5.7 克，纤维 1.5 克，均较橙低 1/3 以上；脂肪 0.3 克；维生素 C 20 毫克，约为橙的 1/4，维生素 A 17 微克，为日需量的 2%，B 族中 B3 较多；钾 120 毫克，很低；钙、铜、锰、镁、磷、锌、铁有一些。

含有生物碱蒲桃碱 jambosine，能阻止淀粉转变为葡萄糖，对糖尿病人有利；又能降低血压，加强免疫。

莲雾有助于降低坏胆固醇 LDL；民间用于治咳嗽，利尿，止泻（可能因含鞣酸），通便（可能因纤维）；其叶有用于治疗痤疮；

莲雾性平味甘，功能润肺止咳，凉血利尿，宁心安神。

榴梿 Durian

在东南亚，榴梿被视为为"果王"（山竹被视为"果后"）。

热量 150 卡，比橙高 3 倍；蛋白质 1.5 克，比橙高 50%；脂肪达 5.3 克，在水果中少有，为酪梨的 1/3；糖类 26 克，比橙约高 3 倍，纤维 3.6 克，也比橙多；维生素 C 20 毫克，不及橙的 1/3，B1、B2、B6 丰富，还有少量维生素 A；钾 436 毫克，比香蕉高 1/4，是橙的 2 倍多，钠只有 2 毫克，高钾低钠，有利降血压；锰、铜较多，镁、磷、锌、铁有一些。

榴梿含有硫化物等几种怪味成分。

榴梿升糖指数低，对糖尿病人有利。

榴梿或其提取物降低胆固醇；可能阻止乳腺癌细胞扩散。

榴梿的含硫成分可能阻止某种酒精降解酶，从而加强酒精效果，因此榴梿和酒精不宜同时食用。

榴莲性热，可以健脾益中，补肾壮阳，活血散寒，缓解经痛。配山竹可以中和其热。

榴梿籽和皮的内层也可食用。

山竹 Mangosteen

在东南亚，被视为"果后"（榴梿为"果王"）。

热量 70 卡；蛋白质 0.4 克；脂肪 0.6 克，水果中算高了；糖类 18 克，比橙高 50%，纤维 1.8 克；以上各项都比榴梿低很多。维生素 B1、B2、B6 较多，但 C 不多；钾 48 毫克，钠 7 毫克，都不高；铜、锰、铁、镁不少，锌、钙一点点。

较特别的抗氧化成分是山酮素（氧杂蒽酮）xanthones，研究显示有抗炎、抗老、抗糖尿病及抗癌效果。

此外，山竹还有减肥、抗菌、加强免疫、抗紫外线和维护皮肤、降血脂、减缓失智、促进消化等作用。

山竹性寒，味甘；功能清热降火，生津止渴。它可解除食用榴莲带来的燥热，因此山竹与榴莲被视为"夫妻果"。

菠萝蜜 Jackfruit

热量 95 卡，蛋白质 1.7 克，糖类 23 克，都比橙高一倍，算热量较高的水果，其中糖有 19 克，主要是果糖和葡萄糖，纤维 1.5 克；脂肪 0.6 克，虽然低，但仍比一般水果高；也含有维生素 A 和 E；维生素 C 约为橙的 1/4；B 族不少，尤其是 B6；钾 448 毫克，比香蕉多 1/4，钠仅 2 毫克，高钾低钠，利于降血压；铜、锰不少，镁、钙、锌，硒有一点。

植物抗氧化成分有类胡萝卜素，叶黄素、玉米黄素（P.61）。菠萝蜜还含有一种蛋白水解酶，能够溶解阻塞血管的纤维蛋白血凝块，改善局部血液循环。

菠萝蜜具有抗氧化、提高免疫、降血糖、抗肿瘤、促进伤口愈合等功效。

菠萝蜜性平味甘微酸，有生津、止渴、醒酒、益气、助消化之功效。民间常用于产后催乳。

果仁可以煮吃；果皮可提取蛋白水解酶，作抗水肿和消炎药物。

椰子 Coconut

可食部分是椰肉、椰奶及椰汁。

椰肉 Coconut meat(kernel)

热量达 354 卡，是高热量食物；蛋白质 3.3 克，比一般蔬果高约 3 倍，含有各种氨基酸包括全部必需氨基酸；脂肪 33 克，比酪梨还高一倍，其中 90%为饱和脂肪——多为中链三酸甘油酯；糖类 15 克，其中糖 6 克，而纤维有 9 克，远多于其它蔬果；脂溶性维生素仅有微量 E、K，但其高量脂肪有助于 A、D、E、K 的吸收利用，维生素 C 3.3 毫克，很少；B 族以叶酸、B1、B6 稍多；钾 356 毫克，约如香蕉，钠 20 毫克；矿物质锰、铜特别多，铁 2.4 毫克（30%），硒（18%）、磷（16%）、锌（10%）、镁（8%）也不少，钙有一点。

椰肉容易产生饱感，有助减肥；椰肉丰富的纤维利于肠道健康；又能加强肠道益生菌；椰肉稳定血糖；促进免疫；提供脑细胞能源，改善失智。但还需要更多研究。

椰肉味甘，性平，功能补益脾胃、杀虫消疳。

椰奶（椰浆） Coconut milk 为将椰肉打碎成奶油状的

液汁。

约含水 50%。热量 220 卡；蛋白质 2.2 克；脂肪 23 克，主要也是饱和脂肪；这几项大约为椰肉的 2/3；糖类 5 克其中糖 3 克，仅得椰肉的 1/3；维生素 C、B 族少量；锰很多，钾不少，钠微量；镁、硒、磷不少。

椰汁 Coconut juice，Coconut water

94% 为水。热量 19 卡，椰汁是<u>低热量饮料</u>。蛋白质 0.7 克，为椰肉的 1/5，同样含有各种氨基酸包括必需氨基酸；脂肪 0.2 克，仅比一般蔬果多一些。只及椰肉的 1/15；糖类 3.7 克，只有椰肉的 1/4，其中糖 2.6 克，纤维 1.1 克。都不高。维生素 C 有一些；钾、镁、锰、钠不少。

椰汁曾被认为是最富营养的天然饮料，然而从量上来看，热量及三大营养素含量都不高，即使饮 1 升（1000 毫升）提供热量也不过 200 卡，只及一般需要量的十分之一；<u>但维生素及矿物质相对高</u>，作为补充水分和其它养分，椰汁是<u>上好</u>的选择。

椰汁味甘，性温，有生津、利水等功能。

椰油 Coconut oil 是将椰肉压榨出的油。

椰肉对健康的很多好处，很多是由于椰油。多项研究表明，椰油的中链脂肪酸月桂酸 Lauric acid 能提升好胆固醇 HDL，减少粥样斑块，甚至比橄榄油好。

然而，毕竟椰油是高热量、高饱和脂肪食物，它对健康的好处，仍然有<u>很多争议</u>。美国食物药品管理局 FDA，美国国家卫生研究院 NIH，及世界卫生组织 WHO <u>都不主张大量食用</u>。

甘蔗 Sugarcane

100 毫升蔗汁提供热量 269 卡；蛋白质、脂肪含量微，主要是<u>糖</u>，73 克；还有少量钾 63 毫克，钠 58 毫克；铁 3.4 毫克，达日需量 19%，钙、镁有一些。

甘蔗味甘性寒，可清熱生津，潤燥养血。

米、麦类 Cereal grains

大米 Rice 有籼米，粳米，糯米等。依加工程度，分糙米和精米。

　　糙米 Brown rice 是带麸皮 Bran、胚乳 Endosperm 及胚 Germ 的<u>全谷</u>Whole grain。

热量 362 卡，蛋白质 7.5 克，只有<u>面粉的一半</u>，色氨酸、苏氨酸、苯丙氨酸-酪氨酸不少，赖氨酸(P. 9-14)也比精米多；糖类 76 克，主要是淀粉，与精米相似，而纤维 3.4 克、脂肪 2.7 克，比精米高的多。缺乏脂溶性维生素，但维生素 B1、B6、B3 很丰富，而精米几乎尽失。钾 268 毫克，也比精米多一倍，钠 4 毫克；<u>锰、硒</u>非常丰富，均超过日需量；磷、镁、铜、铁（1.8 毫克，10%）、锌都比精米高数倍。

糙米升糖指数 50，升糖负荷 20，比精米低。

含类黄酮(P. 62)如槲皮素、坎非醇，还有花青素，植物固醇等。

大米味甘性温；功能益气补血、暖胃健脾、滋肝补肾。

精米 Refined rice 去掉大部分麸皮及胚，只剩下<u>胚乳</u>。下面比较籼米、粳米，和糯米。

（煮熟）精米升糖指数 (P.18) 66，升糖负荷 35，高，不利糖尿病人。

籼米 粒较细长，较硬，不黏。常见的如香米 Jasmine rice，丝苗米，长米 Long grain。

以白长米 White long grain 为例：热量 365 卡。蛋白质 7 克，只有面粉的一半。含各种氨基酸 (P.9-14)，色氨酸较多，但<u>赖氨酸较缺</u>（与豆类可以互补）。脂肪只有 0.7 克，不到面粉的 1/3，不饱和脂肪占 2/3。糖类 80 克，主要是淀粉，其中<u>直链淀粉达 25%</u>，较难消化，枝链淀粉只有 75% 左右，升糖指数 (P.18) 比粳米、糯米低，<u>较适合糖尿病人</u>，虽然比不上糙米。纤维 1.3 克，比糙米少得多。因为维生素及矿物质大多存在麸皮及胚，于精米大都消失，剩下 B6、铁稍多点；钾 115 毫克，亦仅及糙米的一半，钠 5 毫克。

粳米 较粗短，较软黏，出饭较少。常见的如蓬莱米 Calrose rice，东北大米，珍珠米，圆米。直链淀粉 15-20%，比籼米低，较易消化，升糖指数比籼米稍高。

糯米 Glutinous rice 又分籼糯和粳糯。直链淀粉不到 6%，<u>枝链达 90% 以上</u>，黏软，易消化，<u>升糖指数高，不利糖尿病人。</u>

有研究指出：常常吃精米，糖尿病风险增 17%，若用糙米取代 1/3，糖尿病风险减少 16%。仅供参考。

其它还有黑米 Black rice、紫米 Purple rice 及红米

Red rice：通常是带麸皮、胚乳及胚的全谷，一如糙米。蛋白、脂肪较高，维生素及矿物质比精米多好几倍。**黑米**是籼米，含较多磷、镁及铁、锌，特别是含抗氧化物花青素(P.62)多。黑米以前是皇家米。**红米**也是籼米，含较多铁、磷、锌、铜、硒，及胡萝卜素(P.61)、花青素及类黄酮(P.62)。**紫米**是糯米，含较多镁、磷、钾，以及铁、锌、硒，及维生素B族，也有花青素。

　　附　**红麹米 Red yeast rice** 是经红麹发酵的米，用于酿酒和食物染色。现代研究，红麹米的众多成分中，一个主要成分**红麹霉素 Monacolin K**（不是致癌的黄麹霉素 Aflatoxin)，与降血脂的处方药史它汀类 Statins 中的一种——**Lovastatin** 相同，对降低胆固醇、三酸甘油脂及坏胆固醇 LDL 有效。但由于红麹米及其制剂有不同品种，加工过程没有统一规范，各品牌所含的成分、剂量也不一致，使用风险大，因此美国食品药物管理局 FDA（2007 年）警告消费者 "……不要买和吃红麹米产品，因其含有可能危害健康的成分"，并禁售含有红麹霉素的产品。　但仍然有不少红麹米产品在市场流通，他们不标示含有红麹霉素，也不提降血脂效果，以避开 FDA 的限制。消费者应自求多福。

中医认为红麹米有活血化瘀、健脾开胃的作用。

小米（粟）Millet

小米一般无需精制，有如糙米含更多营养成分，食用纤维，维生素 B1、B6、E 及矿物质如磷、铁等比精米多数倍。还含有类胡萝卜素。但也如米麦，其蛋白质缺少赖氨酸，最好配合豆类或肉类来互补。

味甘性凉；具有清热解渴，滋阴补肾、健脾开胃，及利小便、治腹泻等功效。

黄米（黍）Glutinous millet

一如小米，未精制黄米营养高于米麦，富含蛋白质，纤维和维生素 B 族、，锌、铜、锰等。

味甘性平；有益阴、润肺、利大肠之功效。

高粱 Sorghum bicolor(Great millet)

蛋白质介于糙米与全麦面粉之间，脂肪稍高，糖类相似，纤维 6.7 克，不少。维生素 B6、B1、B3 丰富，维生素 E 有一些。矿物质锰、镁、磷，及铜、硒、铁、锌都不少。

升糖指数 62，比精米、精面粉低，对糖尿病人有利。

性味甘平；燥湿祛痰，宁心安神。

小麦面粉 Wheat flour

全麦面粉 Whole wheat flour

热量 340 卡；蛋白质 13 克，比米多几乎一倍。赖氨酸较精米多；脂肪 2.5 克，比米高三倍；糖类 72 克，主要是淀粉，纤维 11 克。维生素 B 族尤其是 B1、B3、B6 多.B2、叶酸也不少；镁 140 毫克（34%）、铁 3.4 毫克（19%），都较多，钙 34 毫克（日需量 1300 毫克）；钾

363 毫克，约如香蕉，钠仅 2 毫克，高钾低钠，有利于降血压。

全麦面包升糖指数(P. 18)46，升糖负荷 5。低，适合糖尿病人。

含有 ß-胡萝卜素、叶黄素+玉米黄素(P. 61)。

精制面粉 Refined wheat flour

热量 364 卡。蛋白质 10 克，比全麦面粉低，比大米高；赖氨酸少，而精氨酸多(P. 9. 11)。脂肪只有 1 克。糖类 76 克，纤维只有 2.7 克，比全麦面粉少得多。维生素大都消失。剩少量镁、铁、钾。

白面包升糖指数 71，高，但升糖负荷 10，中等。

对谷胶 Gluten 不耐受者，不能食用面粉。

小麦甘凉，能养心，益肾，和血，健脾。

硬粒小麦 Durum wheat，小麦的一种。常磨成粉。

热量 360 卡；蛋白质 14 克，脂肪 2.5 克，糖类 71 克，主要是淀粉，各项均如全麦面粉，纤维 3.9 克，比全麦面粉少。维生素 B1、B3、B6、很高，B2、叶酸也不少。钾 431 毫克，比小麦高，钠只有 2 克，高钾低钠，有利于降血压；硒达日需量 162%，锰达 131%，铜、锌、镁都不少，铁也有 3.5 毫克（20%）。

常用于制作面点，或通心面 Macaroni，意大利面条 Spaghette。

意大利面条 Spaghetti 升糖指数 46，升糖负荷 20，不算高。

硬粒小麦有助于降低血压，坏胆固醇 LDL，控制糖尿病，促进肠道卫生，减肥。

含谷胶 Gluten 丰富，对谷胶不耐受着不能食用。

大麦 Barley

全糠皮大麦热量 354 卡；蛋白质 10 克，比小麦稍低，比米麦有较多赖氨酸 (P.9)；脂肪 1.2 克，只有小麦的一半；糖类 78 克，主要是淀粉，食用纤维 16 克，较多，特别是可溶性 β-葡聚糖 β-dextran，有利于大肠健康及降低胆固醇和血糖；维生素 B 族尤其是 B3、B6、B1 较多；还有少量 ß-胡萝卜素、维生素 K；钾 280 毫克，较小麦低，而与大米接近，钠 9 毫克；硒有 37.7 微克（69%），丰富，锰、铜很多，磷、镁、锌不少，铁也有 2.5 毫克（14%），磷、钙有一点。

升糖指数 22，低。

但常用的大麦多去掉糠皮，纤维及维生素和矿物质都大失。

含有抗氧化物木脂素 Lignans，还有叶黄素及玉米黄素 (P.61)。

一如小麦，大麦也有谷胶 Gluten，对谷胶不耐受着不能食用。此外，大麦含有短链糖类果聚糖 Fructan，对有些人容易引起胀气。

大麦性凉，味甘咸；能健脾消食、清热利水。

青稞 Hulless barley

是大麦的一个变种，产于高海拔山区如青藏高原，为藏民的主食，亦产于世界各地。其营养成分较小麦、大米、玉米高，蛋白质 11.3 克，含各种氨基酸；糖类 60 克，主要是淀粉，纤维丰富，可溶性纤维 β-葡聚糖 Dextran 比大麦还要多。维生素 B 族、C 丰富；锰、硒、磷、铁、铜、锌不少。

性平凉，味咸；能下气宽中，壮精益力。

黑麦（裸麦）Rye

热量 335 卡；蛋白质 14.8 克，脂肪 5 克,比小麦、大麦高;糖类 70 克，其中纤维 15 克，很高；维生素 B 族较丰富。E 有一些；硒、锰特多，磷也多，还有镁、铁、锌等。

升糖指数 50，不高。

含有抗氧化物木脂素 Lignans，又有阿魏酸、咖啡酸，更有助于控制血糖。

常用作黑麦面包（黑面包）。常吃黑麦面包有助于降血脂、血糖，缓解便秘，减肥；研究显示可以降低炎症指标 IL-1ß 及 IL-6，减少结直肠、前列腺、乳腺癌风险。

一如小麦、大麦，黑麦也有谷胶 Gluten，对谷胶不耐受着不能食用。纤维高，容易引起腹胀。

燕麦 Oat

燕麦粉 Oat flour 热量 400 卡；蛋白质 13.3 克，与全麦面粉接近；含有所有<u>必需氨基酸</u>(P. 9-14)，<u>赖氨酸</u>也比米、面多；<u>脂肪 6.7 克</u>，较小麦高二倍多，含有必需脂肪酸亚麻酸和亚油酸（但亚油酸是 ω-6，太多不好）；糖类 63.3 克，比面粉稍低，主要是淀粉；纤维 10 克，与全麦面粉相似；维生素 <u>B1</u> 丰富，叶酸也多；<u>锰含量</u>为很多食物之冠，对维持骨骼、皮肤健康重要；磷、镁、铜、铁、锌也不少，<u>钾</u> 357 毫克，与小麦接近，也与香蕉差不多，钠 0，是高钾低钠食物，有利降血压。

燕麦粒常被加工成<u>麦片 Oatmeal</u>，其麸皮 Bran 制成 Cereal。

燕麦被认为是健康的谷物之一，营养丰富，助降血糖，减肥，减少心血管病。

燕麦含有抗氧化成分<u>阿魏酸</u>；特别是含有<u>燕麦多酚</u>（邻氨基苯甲酸酰胺 Avenanthramide），有降血压及抗炎、止痒的效果，燕麦磨成细粉调成胶乳 colloidal oatmeal 可外用于止痒。

富含 <u>β-葡聚糖</u> Dextran 或 Glucan，有利于大肠健康及降低血脂和血糖。

<u>不含谷胶</u>，对面粉不耐受的人可以吃。

荞麦 Buckwheat

荞麦与下述的藜麦，严格说来，都不是谷物 grain，而是<u>种子 seeds</u>。

有甜荞和苦荞等多种，栽培的多为甜荞。

热量 343 卡。蛋白质 13.3 克，与全麦面粉相近；含有各种所需要的氨基酸，但因含有蛋白酶抑制成分及鞣酸（单宁 Tanin），消化吸收较差；<u>赖氨酸多而甲硫氨酸少</u>，与豆类或种子相似，而与米、麦、玉米相反，可以互补。脂肪 3.4 克。糖类 71.5 克，较高，主要是淀粉，升糖指数中下，纤维 10 克，丰富。维生素较缺乏，维生素 E 及 B 族中烟酸（B3）较多。<u>锰、铜丰富</u>，镁、硒、铁、磷不少。

荞麦含植酸少，矿物质较易吸收。<u>但含草酸高</u>，可能影响钙、铁等吸收，或导致肾结石。

含有丰富的抗氧化成分多酚类(P.62)，苦荞更多，如芸香苷 Rutin，助降三高和保护微血管；槲皮素 Quercetin，广泛研究于抗癌；D-手性肌苷 D-chiro-inositol，有降血糖效果。

<u>不含谷胶</u> Gluten，因此对谷蛋白不耐受的人可以吃用。

性凉味甘；健脾开胃，又能敛汗。

藜麦 Quinoa

热量 368 卡。蛋白质 14.4 克，比全麦面粉稍高；其蛋白质含有全部九种必需氨基酸，一如大豆蛋白，是'<u>完全蛋白质</u>'（大多数植物蛋白都是不完全蛋白），而且因为它是种子 seeds，异于谷类 grains，<u>赖氨酸不少</u>，与米面可以<u>互补</u>。脂肪 6 克，比全麦面粉高一倍多；糖类

64 克，主要是淀粉，纤维 7 克，比全麦面粉稍低；维生素 A 微量，<u>E 较多</u>，叶酸丰富，B1、B2、B6 也不少；<u>钾 563 毫克</u>，比大米多一倍，比小麦多 55%，钠 5 毫克，高钾低钠，有利降血压；<u>锰很丰富</u>，<u>镁</u>、磷、铜、<u>铁、锌、硒</u>都不少，还有少量钙。

藜麦含<u>草酸</u>高，可能影响钙、铁等吸收，或导致肾结石。

植物抗氧化成分有类胡萝卜素(P.61)，多酚(P.62)如槲皮素，山奈素；（坎非醇），其它还有阿魏酸 Ferulic acid，香豆酸 Coumalic acid，香草酸 Vanillic acid 等。

研究表明藜麦有抗慢性炎症效果；又降低胆固醇、LDL 及三酸甘油酯；藜麦提供的类黄酮、油酸、α-亚麻酸 ALA 保护心脏健康；助控制血糖和血压；助减肥。

藜麦<u>不含谷胶</u> Gluten，因此对谷胶不耐受的人可以吃用。

藜麦的<u>外皮含有皂素</u>，使藜麦带苦味，可能引起胃肠不适。为去掉残存的外皮，煮前最好认真冲洗。

薯类 Tubers

薯、芋、玉米等淀粉类作物。

蛋白质、糖类都只及米的 1/3 不到；脂肪很少。蛋白质的赖氨酸及甲硫氨酸都较缺乏（比较：豆类缺少甲硫胺酸，而谷类缺少赖氨酸）。

β-胡萝卜素很丰富；维生素 B 族除了 B1 外都不少。

含有多种抗氧化物。

嘌岭含量低。

番薯（甘薯）Sweet Potato

热量 86 卡，蛋白质 1.6 克，都不及米的 1/4；脂肪很少；糖类 20 克，也不及米的 1/3；主要是淀粉，糖 4 克，纤维 3 克，相当丰富。维生素 A（β-胡萝卜素形式）709 微克（64%），是很好的维生素 A 来源，黄皮番薯含 β-胡萝卜素最多，常吃番薯有利眼。B 族除了维生素 B6 及 B5（泛酸）较多外，其它都不多，维生素 C 仅 2.4 毫克（3%）。钾 337 毫克（日需量 4700 毫克），可比面粉或香蕉，钠也有 55 毫克；铜、锰较多，磷、镁、铁、锌钙也有一些。

升糖指数 61，升糖负荷 11，中等。各种番薯差异很大。

番薯，尤其是黄、紫番薯含有丰富的抗氧化物如花青素（P. 62）。

番薯的丰富纤维维护肠道建康，提供大肠益生菌营养。

番薯性平味甘；补中和血，益气生津，宽肠通便。

番薯叶 Sweet Potato Leaves

比大白菜相对高的热量（42 卡）、蛋白质（2.5 克）、脂肪（0.5 克）、糖类 8.8 克，纤维 5.3 克。维生素 K 300 微克，达日需量的 2.5 倍；维生素 A（β-胡萝卜素形式）也有日需量的 21%，维生素 B2、B6、B1 丰富，维生素 C11 毫克，约为橙的 1/6。钾 508 毫克，比香蕉多得多，而钠只有 6 毫克，是高钾低钠蔬菜，有利降血压，但肾功能不好者不宜多吃；镁、磷多、钙、铁中等，少量硒。

含多种抗氧化成分，类胡萝卜素、叶黄素、玉米黄素（P.61）及多酚类(P.62)含量高，对抗慢性炎症及相关的"三高"及癌症有好处。

马铃薯 Potatoes

为茄科植物。干马铃薯含热量 77 卡，蛋白质 2 克，均不及大米的 1/4，比番薯稍高，而低于玉米；糖类 17 克，比番薯稍低，主要是淀粉，包括纤维 2 克；维生素 C 20 毫克，约为橙的 1/4，维生素 B6 较多。钾 421 毫克，比番薯高，钠只有 6 毫克，是高钾低钠食物，有利降血压；锰、铜、镁、铁不少。

马铃薯升糖指数(P.18)82，升糖负荷 25，高，不利糖尿病人。煮熟放冷会产生阻抗淀粉(P.19)，可减缓升糖指数 25%，也能提供更多不溶性纤维给大肠益生菌。

紫红皮马铃薯含很多多酚类(P.62)，特别是氯原酸 Chlorogenic acid，儿茶素 Catechin（二者是咖啡和茶的主要多酚）；以及属于类胡萝卜素(P.61)的叶黄素。

马铃薯所含的生物碱——茄碱（龙葵碱）和查茄碱有毒，特别是发芽部分和皮，要注意削除，不仅芽，还要挖去芽周围。暴露在光线下，生物碱会增加。

含有植物凝集素，可阻碍营养物的吸收，及引起胀气、腹泻，或红细胞凝集溶血。

马铃薯高温烤、炸如炸薯条 French fries 会产生丙烯酰胺 Acrylamide，是强致癌物，可能引起口腔、食管、乳腺、子宫、卵巢癌。凡是含糖类及蛋白质的米麸淀粉类食物，烤焦都有丙烯酰胺。

马铃薯性平味甘；功能和胃健中。解毒消肿。

山药（薯蓣）Mountain Yam, Nagaimo（日语）

热量 67 卡；蛋白质 1.3 克，较多赖氨酸、亮氨酸，色氨酸（P.9, 110）；脂肪 0.1 克；糖类 16 克，纤维 2.5 克，三营养素都比马铃薯低；维生素 B6、B5、B1 较多，其它一般；钾 418 毫克，与马铃薯相当，钠 13 毫克，高钾低钠，有利降血压；铜、锰、铁、磷稍多。

升糖指数 54，偏低，升糖负荷 20，中等。

山药含淀粉酶助消化；粘液蛋白降"三高"；植物雌激素 Diosegenin，有助妇女生育能力，以及雌激素刺激蛋白 DOI，缓解停经后症状。

常吃山药有助于降血压，血脂，血糖；加强免疫，保护牙齿和皮肤。

味甘性平；健脾补肺，固肾益精。

芋头 Taro

热量 115 卡，蛋白质 1.6 克，稍低于马铃薯，色氨酸、苯丙氨酸（P.11, 10）较多；脂肪 0.2 克，糖类 28 克，比马铃薯高；煮熟芋头含有约 12%抗性淀粉（P.19），是抗性淀粉的好来源，可以减缓血糖上升速度。纤维 4 克，比马铃薯高一倍。维生素 E 较多，维生素 B6 不少，B1、叶酸及维生素 C 有一些；<u>钾 610 毫克</u>，比番薯几乎高一倍，接近二根香蕉，钠只有 11 毫克，高钾低钠，有利降血压；铜、锰丰富，钙、铁、锌有一些。

升糖指数 53，不高。

含有多酚类(P.62)抗氧化物槲皮素。

芋头性平味甘辛；有开胃生津、消炎镇痛、补气益肾等功效。

木薯 Cassava

热量 159 卡；蛋白质 1.4 克，接近番薯，比马铃薯低；脂肪 0.3 克；糖类 38 克，主要是淀粉，纤维 1.4 克，少；维生素 A、E、K 仅少量，维生素 C 21 毫克（日需量 90 毫克），B 族叶酸、B6 较多；钾 271 毫克，比番薯低，钠 14 毫克；锰较多，镁、磷、铜、锌、硒有一些。

升糖指数 46，低。

苦木薯含<u>氰苷</u>，水解成<u>氢氰酸</u>，有毒；长时间浸泡、水煮可去毒。甜木薯含氢氰酸很少。

木薯粉 Topiaca 用于食物加工。升糖指数 81，高。

沙葛 Jicama, Yam bean

蛋白质只有 0.7 克，不及番薯的一半；脂肪仅微量，糖类 10 克，大半是<u>纤维</u>，是理想的减肥食物，纤维中的菊糖多，是大肠益生菌的食物，常吃沙葛有利于结肠健康及防治便秘。维生素 C 约为橙的 1/3，维生素 E 和 β-胡萝蔔素，维生素 B 族有一些。钾 150 毫克，在薯类中是低的；少量钙、磷、镁、铁、锌。

升糖指数 17，很低。

沙葛对降低血糖、血压及癌症风险，促进消化及结肠健康，减肥都有好处。

注意沙葛籽仁含鱼藤酮 Rotenone，有毒。

沙葛偏寒凉，有清热生津作用。体质偏寒的人不宜多吃。

玉米（包谷）Corn

热量 86 卡，只及米麦的 1/4；蛋白质 3.3 克，只有大米的一半，面粉的 1/4，稍高于番薯、马铃薯。主要是玉米醇溶蛋白，必需氨基酸如苯丙胺酸、甲硫氨酸（P.10）较缺乏。脂肪 1.4 克，比其它薯类高，约为大米的 2 倍，面粉的 2/3；糖类 19 克，主要是淀粉，含糖多，达 6.3 克，纤维 2.4 克，不少。

升糖指数 55，低中等。外皮含抗性淀粉，可以阻止血糖快速上升。

玉米含 ß-胡萝卜素、维生素 E、K 少量，B1、B5、B3、叶酸多。钾 270 毫克，约为香蕉的 2/3，钠 15 毫克；磷、镁、锰、铜多，还有锌、铁等。

含有多种抗氧化成分，较特别的是阿魏酸 Ferulic

acid（中药当归、川芎、升麻中也有），可能有保护皮肤抗皱去斑作用；此外如花青素(P.62)，及玉米黄素和叶黄素(P.61)、助锌、铁吸收的植酸等。

研究表明玉米有助于抗糖尿病，抗结肠癌，护眼，减少中风和冠心病，减肥。

发霉的玉米含有多种霉菌毒素如黄麹霉素。

玉米本身不含谷胶 Gluten，可是有些玉米制品可能含有谷胶，留心标签成分。

干玉米含脂肪 5-6%，玉米芽含脂更高，用于榨取玉米油，主要含 ω-6 亚油酸，是多不饱和脂肪酸，和亚麻酸二者是人体的必需脂肪酸，维持心、肝、肾、生殖、消化等功能，但太多 ω-6 不利心血管健康。玉米油也含维生素 E，辅酶 Q10 及植物固醇。

动物性食物

（哺乳动物）肉类 Meats

哺乳动物肉是红肉，因为肌红蛋白含铁。富含蛋白质（牛肉最高）、饱和脂肪酸（猪肉最高）；B 族维生素丰富，A 不多，D、E、K 少（比较：禽类维生素 A 较多，鱼维生素 A、D、E、K 较多）；微量元素钙、磷、铁等不少。

肉类蛋白质含有各种必需氨基酸，是完全蛋白质。

肉類脂肪含飽和脂肪多，主要是三酸甘油脂（甘油三脂）Triglycerides，摄取太多，会促成胆固醇沉积于动脉，形成粥样斑块，造成心、脑、肾等处动脉粥样硬化性疾病。

红肉的饱和脂肪及胆固醇较高，多吃红肉是否不利健康？至今尚有争论。

与植物性食物不同的是，肉类及其它动物性食物含有胆固醇，是脑、神经，细胞膜，多种激素的组成部分。

人体血中胆固醇高，会导致心血管疾病。但胆固醇高是因代谢障碍，体内生成多，而吃进的胆固醇影响不大，所以 2016 年一月美国颁布的饮食指南，取消了胆固醇 300 毫克/日的上限，但还是劝告不要摄取太多。

肉类蛋白质含有丰富的缬氨酸、异亮氨酸、赖氨酸（均与肌肉有关，P.9），又含有 ß-丙氨酸 ß-Alanine(P.11)，组成肌肽 Carnosine 进而生成人体肌肉蛋白质（吃什么，补什么，这里是对了），因此肉类蛋白质对肌肉增长，维持肌力很重要，尤其適合生長期兒童，運動員，手術後恢復病人；赖氨酸(P.9)也不少，可补米面之不足。又含有肌酸 Creatine，为肌肉运动提供中间能源；牛磺酸 Taurine，与心脏、肌肉活动有关。

肉类富含谷胱甘肽 Glutathione，是强抗氧化成分。

肉类富含胆碱，仅次于蛋类，是脑和神经发育和功能所必需。

嘌岭含量中等（<200 毫克/100 克）；内脏较高，尤其是肝含量很高（>300 毫克/100 克）。

肉类以及任何含有蛋白质的动植物食物，经高温烧烤，会产生致癌物多环芳烃 Polycyclic aromatic hydrocarbons (PAHs)，其中最著名的是苯并芘

Beznpyrene；此外肌肉含的蛋白质及肌酸，高温烧烤会产生杂环胺类 Hetrocyclic amines，也是致癌物。所以，烹调食物要避免过热或烧焦。

加工肉 Processed meat 如火腿、香肠、腊肉、热狗，会增加高血压、心血管疾病、糖尿病及癌症风险，2015年，世界卫生组织 WHO 宣布加工肉为致癌物。

猪肉 Pork

以去骨腰肉（loin）为例：热量 242 卡；蛋白质 27 克，比米高 4 倍，面 2 倍；含有全部九种必需氨基酸，尤其缬氨酸、异亮氨酸、赖氨酸，和丙胺酸（均与肌肉有关，P.9,11），及苏氨酸、色氨酸(与神经活动及愉悦、睡眠有关，P.10)较丰富，赖氨酸(P.9)也不少（米、面缺）；脂肪 14 克，其中饱和脂肪 5 克，占 1/3 多一点，不饱和脂肪约占 2/3；胆固醇 80 毫克；糖类 0 克；维生素 A、D、E、K 都很少；B 族丰富，尤其是 B6，B12；胆碱 90 毫克（16%）。钾 423 毫克，为日需量的 9%，钠 63 毫克（每日摄取应少于 2300 毫克）；硒、锰、铁不少、镁、磷、钙有一些。

嘌岭 100 毫克左右，中低等。

加工豬肉如火腿、腊肉、香肠已被世界卫生组织 WHO 认定可能致癌。

吃生猪肉或半生不熟的猪肉，可能感染寄生虫如绦虫 Tapeworm、旋毛虫 Trichinella，弓形虫 Toxoplasma，在发展中国家仍可见到。

猪肉性平或微寒，味甘。功能滋阴润燥，益气生津。

猪肉各部分营养有差异。

猪皮 Pig skin （煮熟）蛋白质 21 克，为猪肉的 2/3（不同资料来源，数据差别很大），蛋白质主要为胶原蛋白，是构成皮肤、骨骼、内脏腔架的结缔组织的主要组成成分；但胶原蛋白分子大，不容易被消化吸收。胶原蛋白主要由甘氨酸等三种非必需氨基酸组成，是不完全蛋白，生物利用率低。脂肪 35-66 克，饱和脂肪约占 1/3。胆固醇 78 毫克。维生素 D 为日需量 9%，比猪肉多，A 有一些，B12 较多，B3、B1、B2、B6 也不少；钾 124 毫克，钠 378 毫克（日摄入量应少于 2300 毫克）；钙、铁有一些。

值得注意的是炸猪皮 Pork rind 钠高达 1818 毫克，而钾只有 127 毫克，是高钠低钾食物，多吃无益。

含嘌呤很高（>300 毫克），痛风病人慎用。

猪蹄 蛋白质 18 克，为猪肉的 2/3，主要为胶原蛋白，生物利用率低。脂肪比猪皮的稍少，比猪肉多近一倍。

中医认为猪蹄有补虚，填精，健腰膝的功效。

舌 蛋白质 18 克，为猪肉的 2/3；脂肪比猪肉多 1/4，有 ω-3 脂肪酸 81 毫克，ω-6 很多，达 1800 毫克，ω-6 太多不利心血管健康。维生素 B 族尤其是 B12 多。锌、磷、铁、硒不少。

嘌呤 126 毫克，中等高，痛风病人慎用。

心 蛋白质、脂肪较猪肉少，胆固醇 131 毫克；糖类有一些。维生素 B2、B12 非常高，其它 B 族也丰富；铁、镁多。

嘌岭中等高（119 毫克），痛风病人慎用。

肝　蛋白质 26 克，与猪肉接近，色氨酸、苯丙-酪氨酸（P.10,14）丰富；脂肪 4.4 克，只有猪肉的 1/3。胆固醇 302 毫克，很高；特别的是糖类有 3.8 克，是因肝糖原。维生素 A 6502 微克，为日需量的 7 倍，非常高，D、E、K 少量；B12 26 微克，达日需量的 11 倍；B2 为日需量的 2 倍多，B6、B3、叶酸也不少；胆碱达 423 毫克（日需量 550 毫克），比鸡蛋还要高，对脑和神经很重要；维生素 C 25 毫克，约为半个小橙子。肝被称为维生素的仓库，实不为过。钾 273 毫克（6%），钠 87 毫克；铁达日需量 99%，是人体补铁的好来源，对贫血病人有利，但连续大量吃猪肝，可能导致铁过量，伤害心、肝、甲状腺和神经；硒达日需量的 96%；铜、锌、磷也不少。肝也是微矿物质的好来源。

肝是主要的代谢器官，也是解毒器官，难免有些毒物残留，避免一次吃大量肝。

嘌岭高（285 毫克），痛风病人慎用。

肾　蛋白质 18 克，约为猪肉的 2/3，脂肪不到 1/4。胆固醇 319 毫克。维生素 B12 达日需量的 3 倍多，B2 达 1.5 倍，其它 B 族也不少；维生素 A 有一些。硒达 190 微克，为日需量的 3 倍，比猪肉高 5 倍；铁 23 毫克（19%）、铜、锌也多。

嘌岭 195 毫克，较高，痛风病人慎用。

胰　蛋白质约为猪肉的 2/3；脂肪跟猪肉差不多，也多为 ω-6 脂肪酸，只有少量 ω-3；胆固醇 200 毫克。维生素 B12 很丰富，其它 B 族也不少；硒达日需量的 58%，磷、锌、铁较多。

嘌岭较高，痛风病人慎用。

脾 蛋白质约为猪肉的 2/3，脂肪只有 1/5，胆固醇 370 毫克，很高。维生素 <u>B12</u> 丰富，其它 B 族及 C 也多；<u>铁特别丰富</u>，硒、磷、锌、钾也不少。

嘌岭较高，痛风病人慎用。

胃肠 蛋白质约 18 克，为猪肉的 2/3，脂肪也较少。维生素 B2、B3、B6 多，<u>胆碱达日需量 41%。硒达日需量的 51%</u>，铁、磷、锌、铜也多。

嘌岭 85 毫克，不高。

脑 蛋白质、脂肪都只有猪肉的 2/3 多点，<u>谷氨酸</u>（P.12）丰富。<u>ω-3 有 800 毫克</u>，达沙门鱼的 1/3，而 ω-6 只有 90 毫克，是很好的比例（一般认为 ω-6：ω-3 为 4:1 就可以了）；<u>胆固醇高达 3100 毫克</u>，是食物中含量最高的。维生素 B 族不少；<u>硒、磷</u>、铜、铁、锌也多。

猪血 蛋白质 12-18 克；脂肪、糖类均微量。<u>铁 11.8 毫克</u>，为日需量的 66%。

猪油 能不能吃？

我们不妨从量上来计算一下。按普通人每日消耗热量 2000 卡路里，脂肪应占 30%，建议的每日摄取量是 78 克，旧 65 克，其中饱和脂肪上限是 20 克，若不计其它食物中的脂肪（米、麪，一般蔬、果含脂肪很少），那么即使一天吃上 50 克（一兩）猪油，仍然低于建议日需量的 78 克，按其中饱和脂肪占 40% 计算，也不过 20 克。用于一般炒菜，实际上用不了多少，所以没有必要太担心。何况猪油有 69% 是不饱和脂肪，有利于心血管健康。

牛肉 Beef

以牛排 Beefsteak 为例：热量 134 卡；蛋白质 21 克，含有全部九种必需氨基酸，其氨基酸组成似猪肉；脂肪 5 克，比猪肉少很多，其中饱和脂肪 1.9 克，占 40%，单不饱和脂肪 2.4 克，多不饱和脂肪 0.2 克，自然反式脂肪 0.3 克（见下），胆固醇 67 毫克，不高；糖类 0 克；维生素 A、D、E、K 都少；B12，B6，B3 较多，其它 B 族也不少；胆碱 78 毫克（14%）。钾 375 毫克（日需量 4700 毫克），比猪肉高，与香蕉差不多，钠 55 毫克。铁丰富，达日需量的 11%，对贫血病人有利，但连续大量吃牛肉，可能导致铁过量，伤害心和肝。硒、锌、磷、镁不少，其它还有钙等。

反刍动物牛、羊脂肪有自然发酵的反式脂肪 Ruminant trans fats，与工业氢化油脂所产生的反式脂肪 Industrial trans fats 不同，被认为不会影响健康，而反式脂肪中的共轭亚油酸 Conjugated linoleic acid (CLA)，被认为有益健康。

放养牛 Grass-fed 比栏养牛 Grain-fed 的牛肉，营养更好，有更多抗氧化成分如类胡萝卜素(P.61)，维生素 E，以及 ω-3 脂肪酸。

吃生牛肉招致的绦虫感染，在发展中国家仍然可以见到。

牛肉含嘌岭 100 毫克左右，中低等，痛风患者适量。

牛肉性平，味甘。补脾胃，益中气，强筋骨。

牛肝 大致如猪肝。热量、蛋白质、脂肪比猪肝稍高。维生素 B 族如 B12 达 83 微克，为日需量的 34 倍，磷也较猪肝多，维生素 A 达 6207 微克（日需量 900 微克），与猪肝相近，铁、锌硒较猪肝稍少。胆碱 420 毫克（日需量 550 毫克），与猪肝相近。

嘌呤高（219 毫克），痛风病人慎用。

牛百叶 Tripe 蛋白质 12 克，仅为牛肉的一半；脂肪 3.7 克，为牛肉的 3/4，其中饱和脂肪占 40%；胆固醇 120 毫克；维生素 B 较多；锌、钙、磷、铁有一些。

嘌岭 89 毫克，不高。

牛尾 Oxtail 蛋白质 8 克，只有牛肉的 1/3 多一点；脂肪 71 克（美国农业部资料。其它来源数据差别较大，例如 Livestrong.com，蛋白质为 30.93 克，脂肪 14.34 克），其中饱和脂肪 40%；胆固醇 99 毫克；有一些维生素 D，B 族较多；铁、钙、镁有一些。

绵羊肉 Mutton, Lamb

绵羊 Sheep 的腰肉 Loin（含 1/4 脂肪）为例：热量 310 卡；蛋白质 16 克，比猪肉牛肉低；其氨基酸组成一如猪、牛肉；脂肪 27 克，比猪肉高近一倍；其中饱和脂肪 12 克，占 46%，单不饱和脂肪 11 克，多不饱和脂肪 2.1 克，有少量 ω-3 及 ω-6；又有少量自然反式脂肪；胆固醇 74 毫克；少量维生素 A、E，B12 多，B3、B6、B1、B2 不少；钾 262 毫克，比猪牛肉少，钠 63 毫克；磷、锌、铜、硒、铁丰富，镁、钙有一些。

一如牛脂肪，羊脂肪中的<u>自然反式脂肪</u>，被认为不会影响健康，而反式脂肪中的<u>共轭亚油酸</u> Conjugated linoleic acid (CLA)，一般认为有抗动脉粥样硬化和抗癌作用。

嘌呤 96 毫克，不算高。

绵羊肉可能有<u>弓形虫污染</u>，<u>要充分煮熟才吃</u>。

绵羊肉<u>性温热，味甘</u>。功能温中健脾，补肾壮阳，补益精血。适合老人，体弱，产後。

山羊肉 Goat meat

热量 109 卡；蛋白质 21 克，比绵羊多，与牛肉相似，其氨基酸组成一如猪、牛肉；<u>脂肪</u> 2.3 克，<u>很少</u>，只有绵羊的十分之一；也有少量 ω-3 及 ω-6；少量自然反式脂肪（参见 绵阳肉）。山羊肉几乎不含维生素 A 和 D，但 <u>B12、B3 和 B2 丰富</u>。<u>钾</u> 385 毫克，比绵羊高，与牛肉差不多，钠 82 毫克；<u>锌</u>、<u>铜</u>、<u>磷丰富</u>，<u>硒</u>、<u>铁</u>不少。

嘌呤不算高。

山羊肉也可能有<u>弓形虫污染</u>。

山羊肉<u>味甘性热</u>。功能补虚壮阳，治肾亏阳痿、体虚怕冷、腰膝酸软、气血两亏。最宜冬令进补。

鹿肉 Deer, Venison

绞碎鹿肉热量 157 卡；蛋白质 22 克，其氨基酸组成大致如猪、牛肉；脂肪 7 克，跟牛肉差不多；其中饱和脂肪

3.4 克，占 2/3，较多，单不饱和脂肪 1.3 克，多不饱和脂肪 0.4 克，胆固醇 80 毫克；糖类 0 克；维生素 B12 丰富，几达日需量 3 倍；钾 330 毫克，为日需量的 7%，比牛肉稍少，钠 75 毫克；磷、铜、锌、硒、铁多、镁也不少，钙有一些。

鹿肉性温和，功能补脾益气、温肾壮阳。对老人，经常手脚冰凉的人有好处。

兔肉 Rabbit meat

热量 173 卡，稍高于猪肉；蛋白质 33 克，比很多肉类高，其氨基酸组成一如猪、牛肉；脂肪 3.5 克，比很多肉类都少，其中饱和脂肪 1.1 克，占 35%；单不饱和脂肪 1 克，多不饱和脂肪 0.7 克，胆固醇 123 毫克；维生素 B12 丰富，B6 及其它 B 族也不少，还有胆碱；维生素 E 多，但很少 A 和 D；钾 343 毫克，比猪肉低，接近牛肉，钠只有 45 毫克。铁丰富，镁不少，还有磷、铜、锌，钙只一点点。

兔肉是高蛋白低脂肪肉类。

含高嘌呤，有痛风的人应少吃。

禽 Poultry

相对于猪牛羊"红肉"，禽、鱼肉是"白肉"，因为含铁的肌红蛋白较少。禽肉富含蛋白质、不饱和脂肪酸包括少量 ω3-脂肪酸，维生素 A 较红肉多（比较：肉类少维生素 A，鱼类较多维生素 A、D、E、K）；均富含维生素 B 族。

含嘌岭高（200-300 毫克）。

鸡肉 Chicken

热量 239 卡；蛋白质 27 克，其氨基酸组成一如猪、牛肉；脂肪 14 克，均与猪肉相似；其中饱和脂肪 3.8 克，占 32%，比猪、牛肉稍少；单不饱和脂肪 5 克，多不饱和脂肪 3 克，包括 ω-6 及少量 ω-3，胆固醇 88 毫克；一如其它肉、禽，不含糖类；维生素 A 3%，B12 丰富，B6 及其它 B 族也不少，还有胆碱（鸡胸肉 72 毫克，13%）；钾 223 毫克（6%），钠 82 毫克（3%），都不算多；硒丰富，铁、磷、锌多，镁、锰、钙有一些。

鸡肉蛋白含有较多色氨酸(P.10)，在体内转成 5-羟色胺（血清素），是愉悦性神经介质；再转成褪黑素，促进睡眠。

鸡肉各部含蛋白质比较：鸡大腿 26 克，小腿 28.3 克，鸡翅 30.5 克，鸡胸肉 31 克；脂肪及热量则大致跟上述顺序相反。

鸡皮约 1/3 是脂肪，即 100 克中有 33 克，因此热量高达 363 卡；蛋白质仅 15 克。由于吃鸡翅或小腿常带皮，使得脂肪和热量大增，例如吃带皮鸡翅，由脂肪提供的热量达 61%，带皮鸡小腿达 47%。鸡皮蛋白质主要为胶原蛋白，是构成皮肤、骨骼、内脏腔架的结缔组织的主要组成成分；但胶原蛋白分子大，不容易被消化吸收。胶原蛋白由甘氨酸等三种非必需氨基酸组成，是不完全蛋白，生物利用率低。

鸡胸肉含蛋白质高，适合希望增加体力和减肥的人，而带皮鸡翅和小腿适合需要较多脂肪者（如瘦子或糖尿病人）。

嘌岭中等高（100-200 毫克），鸡肉、鸡腿、翅、心、胃、皮也在 100-200 毫克间。但鸡肝很高（>300 毫克），痛风病人慎用。

鸡肉性味温甘，有温中益气，补虚强身的功效。

鸡蛋 热量 148 卡；蛋白质 12 克；脂肪 10 克，其中饱和脂肪约 1/3，单饱和脂肪 45%，多饱和脂肪 10%；糖类 1 克，胆固醇 423 毫克；维生素 A 为日需量的 14%，D 为 9%，还有 E；B12、B2、B6 丰富，其它 B 族也不少，又有丰富的胆碱（335 毫克，61%），对脑和神经的发育及功能重要；硒达日需量的 45%，铁 10%，磷、锌、钙、镁不少，还有少量铜和锰，钾、钠含量都不高。

蛋类含嘌岭都很低。

鸭肉 Duck meat

鸭肉热量 404 卡，比鸡肉高很多，因为脂肪多；蛋白质 11 克，仅及鸡肉一半，其氨基酸组成一如鸡肉；脂肪 39 克，几为鸡肉的 3 倍，其中饱和脂肪 13 克，占 1/3，单不饱和脂肪 19 克，多不饱和脂肪 5 克，主要是 ω-6 及少量 ω-3，胆固醇 65 毫克（12%），低；糖类 0 克；维生素 A、D、B12、B6、B3 及 C 不少；铁丰富，硒、锌较多，钾、钠不高，镁、钙有一些。

鸭肉味甘咸，性有寒、凉、平不同说法。功能滋阴清热，养胃健脾，补虚消肿。

鸭蛋 的蛋白质比鸡蛋稍高；热量和脂肪比鸡蛋约高 30%，而且更多 ω-3 脂肪酸；胆固醇比鸡蛋高一倍；维生素 A、D 比鸡蛋多一倍，E 也不少；B12 比鸡蛋高 3～4 倍，其它 B 族与鸡蛋不相上下，也富含胆碱；硒比鸡蛋还多，铁高一倍，其它矿物质与鸡蛋差不多。总的说来，鸭蛋比鸡蛋营养更密集。

嘌呤含量低。

鹅肉 Goose meat

不带皮的生鹅肉：热量 161 卡；蛋白质 22.8 克，一如其它动物肉，含有各种必需氨基酸，其氨基酸组成一如鸡肉；脂肪 7.1 克，其中饱和脂肪 2.8 克，单不饱和脂肪 1.9 克，多不饱和脂肪 0.9 克. 含 ω-3 100 毫克（放养的更多），ω-6 800 毫克；糖类 0 克；维生素 A、E 有一些，B 族尤其是 B6、B3，泛酸丰富，其它也不少；磷、硒、锌、铜、铁较多，镁、钙有一些，钾 420 毫克，比鸡肉高很多，钠毫 87 克。

带皮鹅肉脂肪达 33.6 克，比鹅瘦肉高 4 倍多；热量 371 卡，蛋白质相对减少：15.9 克；但鹅皮含甘氨酸（胶原纤维的主要成分，P.13）丰富，对皮肤健康、美容有好处，也有助于防止骨质疏松。维生素 B 族及矿物质则主要在肉中。

鹅肉性平味甘，功能补虚益气，暖胃生津。

火鸡肉 Turkey meat

火鸡腿生肉：热量 144 卡；蛋白质 20 克，为鸡肉的 2/3，其氨基酸组成一如鸡肉；脂肪 7 克，比鸡肉多一倍，主要在皮下，其中饱和脂肪 2.1 克，占 1/3，单不饱和脂肪 2.1 克，多不饱和脂肪 1.8 克，胆固醇毫 71 克；；糖类 0 克；维生素 B6、B12、叶酸丰富，其它 B 族也不少；胆碱 159 毫克（29%），高，对脑和神经重要。硒、铁、镁、磷较多， 钾 273 毫克，钠 74 毫克，与鸡肉接近。

乳鸽肉（带皮）Squab(Pigeon)

热量 294 卡；蛋白质 24 克，与鸡肉相仿；脂肪 23.8 克，较鸡肉高很多，其中饱和脂肪 8.4 克，不饱和脂肪 12.8 克；ω-3 100 毫克，ω-6 2670 毫克，太多 ω-6 不利心血管；胆固醇 95 毫克。维生素 A 73 微克（243IU，8%），D 少量，C 9 毫克（日需量 90 毫克），B3、B6、B1、B2 多，B12 不少。钾 199 毫克，钠 54 毫克；磷、铜、铁、锌、硒不少，钙 1%。

民间视乳鸽为滋补品，补肾益气，补血生精，尤适于老幼，孕妇，体弱者。

鹌鹑肉 Quail meat

热量 137 卡；蛋白质 22 克，其氨基酸组成一如鸡肉；脂肪 4.6 克，仅及鸡肉的 1/3，其中饱和脂肪 1.3 克，占 1/3，单不饱和脂肪 1.3 克，多不饱和脂肪 1.2 克，胆固醇 71 毫克，不高；维生素 A 有一些，B6、B3 丰富，B12、B1、B2 和 C 也不少；钾 240 毫克，钠 52 毫克，与鸡肉接近；铁很丰富，磷、铜、硒也多，镁、钙、锰有一些。

鹌鹑蛋 脂肪达 11 克，是鹌鹑肉的二倍多；特别的是胆固醇量很高，达 640 毫克（约 11 粒鹌鹑蛋的含量），但主要是"好"胆固醇 HDL。这可能是从前营养缺乏年代，鹌鹑蛋被认为是"很补"的原因。

此外，一如鸡、鸭蛋，维生素 B12、B2 及胆碱（达 476 毫克，日需量 550 毫克），矿物质硒、铁、磷含量很高。

水产 Aquatic products

包括鱼类、甲壳类、软体动物类。

含嘌呤中高等（100-300 毫克）。

鱼类 Fishes

富含蛋白质、不饱和脂肪酸和多种维生素，维生素 A、D、E、K 往往都有（比较：红肉都较少，禽类主含维生素 A）；B 族维生素丰富。

鱼类蛋白质富含含硫的甲硫蛋氨酸-胱氨酸(P. 10, 12)和牛磺酸，对神经、视网膜、皮肤及肌肉的发育很重要；苯丙胺酸-酪氨酸(P. 10, 14)，赖氨酸(P. 9)，组氨酸(P. 11)丰富。

不饱和脂肪达 80%，ω-3 和 ω-6 脂肪酸含量都高（100 克鱼含 ω-3 往往高于 300 毫克，而一粒 1000 毫克的鱼

油胶囊含 ω-3 300 毫克），而且 ω-3 常比 ω-6 高，很好，因为太多 ω-6 对心血管不利。ω-3 促进脑多巴胺 Dopamine 及血清素 Serotonin——所谓 "愉悦介质" 的生成，平衡情绪，缓解抑郁。老年失智症患者血液中，ω-3 减少 30-40%，多吃鱼有助缓解。ω-3 减少炎症因子的产生，从而减少哮喘，风湿性关节炎，延缓衰老。ω-3 有助于降血脂，减少动脉粥样斑块形成，降血压，从而减少心血管疾病和脑中风的风险。

<u>维生素 B12</u>，D，以及<u>硒</u>、<u>锌</u>含量高，铁也不少。

鱼类含嘌岭<u>中等（100-200 毫克）或以上</u>。含嘌呤<u>较少</u>的鱼类有鲭<u>鱼</u>、鲑鱼、鲔<u>鱼</u>等；含嘌呤<u>较多</u>的鱼类有鲤鱼、鳕<u>鱼</u>、比目<u>鱼</u>、鲈<u>鱼</u>、鳗<u>鱼</u>、鳝<u>鱼</u>等；含<u>嘌呤高（200-300 毫克）</u>的有沙丁鱼、凤尾鱼。

<u>鱼肝含嘌岭很高（>300 毫克）</u>，但鱼籽不高（<100 毫克）。

鱼味甘，性平或温，仅少数例外。

专家建议，每周吃二鱼，每次 100 克。

哪些人不宜吃鱼？

<u>痛风患者</u>，急性发作期不要吃鱼、虾、贝类等含嘌呤高的食物。缓解期可以适量吃。

<u>出血性疾病患者</u>应适当少吃 。因为鱼脂肪中含有二十碳五烯酸（EPA），摄入过多会抑制血小板凝集，容易加重出血症状。

<u>肝肾功能严重损害者</u>，应在医师的指导下适当少吃。因为鱼类蛋白质含量丰富，过多摄入会加重肝、肾负担。

——**多脂肪鱼类** Fatty fishes 有鲭鱼、鲑鱼、鲱鱼、沙丁鱼、鳀鱼等。

鲭鱼（马鲛鱼）Mackerel

以大西洋鲭鱼 Atlantic mackerel 为例：热量 262 卡，比好些鱼都高；蛋白质 24 克；脂肪达 18 克（日需量 78 克，旧 65 克），很高，其中饱和脂肪只有 4.2 克，ω-3 丰富，达 2800 毫克（一般鱼油胶囊一粒 1000 毫克，含 ω-3 300 毫克），ω-6 只有 220 毫克（多数动植物油脂含 ω-3 少，而 ω-6 很高，ω-6 太多不好）；胆固醇 75 毫克；维生素 A 为日需量的 3%，维生素 D 10 微克（400IU），为日需量的 50%（一般食物含 D 都不多），维生素 E、K 有一些；B12 达日需量的 3 倍，其它 B 族也多，胆碱 72 毫克（日需量的 13%），不少；钾 401 毫克，钠 83 毫克，都不低；硒、镁、磷、较多，铁、钙也不少。

含嘌呤中低等。

沙门鱼（鲑鱼）Salmon

大西洋沙门鱼为例：热量 208 卡；蛋白质 20 克，脂肪 13 克，都比鲭鱼少约 20%，其中饱和脂肪 3.1 克，主要为不饱和脂肪；含丰富的 ω-3 脂肪酸，达 2200 毫克，仅比鲭鱼少些，ω-6 为 660 毫克（多数动植物油脂含 ω-3 少，而 ω-6 很高，ω-6 太多不好）；胆固醇仅 55 毫克；维生素 B12、B6 丰富，胆碱 116 毫克（21%），高；还有维生素 C 和少量 A 和 D；硒很多，磷、镁不少，铁有一些，钾 363 毫克，钠 59 毫克。

含嘌岭中低等。

沙门鱼可能有汞污染，但不如鲔鱼严重。有人认为野生沙门鱼较少化学物或抗生素污染，可是人工喂养有严格的联邦和州法管制，污染应不成问题。

鲱鱼 Herring

热量 203 卡；蛋白质 23 克；脂肪 12 克，与沙门鱼相当，其中饱和脂肪只有 2.6 克，主要为不饱和脂肪；ω-3 1700 毫克，丰富，ω-6 210 毫克（多数动植物油脂含 ω-3 少，而 ω-6 很高，ω-6 太多不好）；胆固醇 77 毫克；维生素 A 有 2%，维生素 D 53%，丰富，（不同资料数据差别很大）（一般食物即使鱼类，含 D 都不多），还有 E；B12 为日需量的 2 倍，其它 B 族也不少，胆碱 130 毫克（日需量 550 毫克），多；钾 419 毫克，钠 115 毫克，都不少；硒多，钙、磷、锌、镁、铁中等。

鲱鱼的汞污染低。

沙丁鱼 sardine

以罐头油泡大西洋沙丁鱼为例：热量 208 卡；蛋白质 25 克；脂肪 11 克，其中饱和脂肪 1.5 克，主要为不饱和脂肪；ω-3 510 毫克，ω-6 470 毫克，都很丰富，二者比例也平衡；胆固醇 142 毫克。维生素 E 9%，D 4.8 微克（24%），是维生素 D 的好来源（一般食物含 D 都不多）；还有 A、K；B12 8.9 微克，达日需量 3 倍多，其它 B 族也多；胆碱 90 毫克（16%），不少。钾 397 毫克，钠 307 毫克，都较高；硒达日需量的 96%，磷 70%，钙 382 毫克（29%），也不少，还有锌、铁 3 毫克（1/6）、镁、铜等。

嘌呤高（200-300 毫克），痛风病人慎用。

沙丁鱼含汞污染少。

鳀鱼（凤尾鱼）Anchovies

以罐装浸油鳀鱼为例：热量 210 卡。蛋白质 25 克。脂肪 11 克，不饱和脂肪 75%，与罐装沙丁鱼差不多；ω-3 2100 毫克，很高，ω-6 340 毫克（多数动植物油脂含 ω-3 少，而 ω-6 很高，ω-6 太多不好），胆固醇 85 毫克。维生素 D 17%（一般食物含 D 都不多），E、K、A 少量；B 族不少，尤以 B3 较多。钾 544 毫克（15%），钠 3668 毫克（因加入食盐）；硒达日需量的 100%，铁、钙、镁也不少。

嘌呤高（200-300 毫克），痛风病人慎用。

——脂肪较少的鱼类：

鳟鱼 Trout

以虹鳟 Rainbow trout 为例：热量 141 卡。蛋白质 20 克。脂肪 6 克（野生的脂肪少一半），不饱和脂肪占 70%，ω-3 1175 毫克，很高，ω-6 286 毫克（多数动植物油脂含 ω-3 少，而 ω-6 很高，ω-6 太多不好）；胆固醇 59 毫克（日需量 550 毫克）。维生素 D 15.9 微克，达日需量的 80%（一般食物含 D 都不多），但 A 只有少量；B12 4.6 微克，几乎为日需量的二倍，B6 及其它 B 族也不少，C 有一点。钾 377 毫克，钠 51 毫克；磷、硒较多，镁、钙、铁有一些。

含嘌呤中等（100-200 毫克）。痛风患者慎用。

鲟鱼 Sturgeon

（混合种）热量 106 卡；蛋白质 16 克；脂肪 4 克，其中饱和脂肪只有 0.9 克；胆固醇 69 毫克；维生素 D 10.3 微克（51%），很多（一般食物含 D 都不多），维生素 A 210 微克（23%），也不少，E、K 有一些；B12 2.2 微克（92%），丰富，B3、B6 不少。胆碱 56 毫克（10%）；钾 284 毫克，钠 54 毫克；磷、硒多，镁、铜、铁、锌也不少。

含嘌呤中等（100-200 毫克）。痛风患者慎用。

鱼子酱 Caviar

一般指鲟鱼卵，也可以是鲑鱼、鳟鱼等的卵腌制而成。

热量 264 卡；蛋白质 25 克；脂肪 18 克，其中饱和脂肪只有 4 克，胆固醇 588 毫克；维生素 A 271 微克（30%），维生素 D 2.9 微克（14.5%）（一般食物含 D 都不多），E、K 有一些；B12 20 微克，达日需量的 8 倍，B2 多，B6、B1、叶酸也不少；胆碱 491 毫克（日需量 550 毫克），很高；钾 181 毫克，钠 1599 毫克（因加盐）；硒 119%，铁 12 毫克（2/3），钙 275 毫克（21%），锌、铜也不少。

鱼子酱的多项营养指标都比鲟鱼高很多，比鸡、鸭蛋也高不少。

鱼子酱的嘌岭含量不高（低于 100 毫克）。

鱼籽 Roe

指多种鱼或虾、贝、鱿鱼等水产品的卵。

（混合）热量 143 卡；蛋白质 22 克；脂肪 6.4 克，饱和脂肪只有 1.5 克，胆固醇 374 毫克；维生素 A 90 微克（10%），D 12 微克（60%），E 7 毫克（47%），都不少，少量维生素 K，维生素 B12 达 10 微克，为日需量的 4 倍，B2、B1、B6、叶酸也不少，胆碱 335 毫克（日需量 550 毫克），很高；C 16 毫克（日需量 90 毫克），不多；钾 221 毫克，钠 91 毫克；硒很丰富，磷不少，锌、铜 镁、钙、铁有一些。

用鲑鱼卵腌制成酱，也称红鱼子酱 Red caviar。

鱼籽的嘌岭含量不高（低于 100 毫克）。

鲔鱼（金枪鱼）Tuna

有多种。以 Skipjack tuna 为例：热量 132 卡；蛋白质 28 克，很高；脂肪只有 1.3 克，很低，ω-3 仅 27 毫克，ω-6 16 毫克，比很多鱼低；胆固醇 60 毫克；维生素 A、C 有一些，B6、B12 丰富；钾 522 毫克，很高，钠只有 47 毫克；硒、镁、铁多，还有钙。

含嘌岭较高（>200 毫克）。痛风患者慎用。

鲔鱼常用于生吃，寿司，也可熟食，或做成罐头。鲔鱼可能有<u>寄生虫</u>，<u>生吃鲔鱼可能导致感染</u>，引起各种胃肠症状。不同海域所产鲔鱼的寄生虫有所不同，煮熟或冷冻可以杀死寄生虫。

<u>鲔鱼可能含有高量汞</u>，是因海水污染，小鱼虾吃进汞，被大的鲔鱼如蓝鳍鲔鱼 Bluefin 和大眼鲔鱼 Bigeye 吃了，蓄积了汞所致。汞会造成脑和心脏伤害。孕哺、老幼应该特别小心。

鳕鱼 Codfish

热量 82 卡。蛋白质 18 克。脂肪只有 0.7 克，很低，ω-3 221 毫克，ω-6 6 毫克，比多脂肪鱼低，少脂肪鱼类中算中等；胆固醇 43 毫克。维生素 D 占日需量的 9%（一般食物含 D 不多），少量维生素 E、A，B 族以 B12、B6 较多；还有胆碱。钾 413 毫克（11%），钠 54 毫克；<u>硒达日需量的 60%</u>，少量磷、锌。

含嘌呤中等（100-200 毫克）。**痛风患者慎用。**

鳕鱼汞污染较少。

  附 **鳕鱼肝油** Cod liver oil 从鳕鱼肝提取，含有丰富的<u>维生素A</u>，达 3,000 微克（10,000 IU），为日需量的 3 倍多，和<u>维生素D</u>，达 250 微克（10,000 IU），为日需量的 12.5 倍。也含有鱼油的各成分，包括少量 ω-3；胆固醇也有 570 毫克。

有研究显示鱼肝油可以降血三酸甘油酯，轻度降血压，以及减少肾病尿蛋白。

服用鱼肝油後，有人可能出现嗳气，口臭，泛酸，轻泻等症状，与食物同服可以减轻；又可能引起血瘀或出血，应避免与抗凝血药如 Aspirin、Ibuprofen 同服；连续服用过量鱼肝油可导致维生素 A 和 D 中毒。

比目鱼 Halibut, Flounder/鲽鱼 Sole

热量 70 卡。蛋白质 12 克，<u>较低</u>。脂肪 1.9 克，其中不饱和脂肪占 75%，ω-3 310 毫克，ω-6 50 毫克，在少脂肪鱼类中算中等；胆固醇 50 毫克。<u>维生素 D</u> 为日需量的 14%（一般食物含 D 不多），A、E、K 少量；<u>B12</u> 达日需量的 47%，B6、B3 也不少；<u>胆碱</u> 65 毫克（12%），不少。钾 361 毫克，钠 296 毫克；<u>硒</u>为日需量的 48%，磷不少，镁、锌、钙有一些。

含嘌岭中等（100-200 毫克）。**痛风患者慎用。**

河鲈 Perch，有淡水和海水多种。

热量 91 卡；蛋白质 19.4 克，鱼类中算高；脂肪只有 0.9 克，不饱和脂肪占 75%，ω-3 293 毫克，ω-6 110 毫克，少脂肪鱼类中算中等；胆固醇 90 毫克。维生素 A、E 少量，B 族尤其是 <u>B12</u> 多；<u>胆碱</u> 65 毫克（12%）；<u>锰、硒</u>多，铜、钙、锌、镁、铁不少；钾 269 毫克，钠 62 毫克，都不高。

含嘌岭中等（100-200 毫克）。**痛风患者慎用。**

鲈鱼 Sea Bass

热量 97 卡；蛋白质 18.4 克，鱼类中算高；脂肪 2 克，ω-3 671 毫克，少脂肪鱼中算高了，ω-6 只有 24 毫克；胆固醇 41 毫克。维生素 D 达日需量的 56%（一般食物含 D 都不多），维生素 A 59 微克（6.6%），B 族尤其是 B6 较多；胆碱 65 毫克（12%）。不少；硒达日需量的 52%，磷、镁不少，铁、钙有一些；钾 256 毫克，钠 68 毫克。

含嘌岭中等（100-200 毫克）。痛风患者慎用。

石斑鱼 Groupers

热量 92 卡，蛋白质 19 克，鱼类中算高，脂肪 1 克，是高蛋白低脂肪鱼类，ω-3 230 毫克；胆固醇 37 毫克。维生素 A 43 微克（4.8%），B12、B6 丰富，其它 B 族也不少。钾 483 毫克（日需量 4700 毫克），高，钠 53 毫克；硒达日需量的 66%，磷多，镁、铁、锌有一些。

下面是华人常吃的一些鱼的营养资料，主要引自中文资料，英文及美国农业部资料较少。

美国市场的多种进口鱼类（尤其是韭洲鲫鱼，主要进口自中国大陆），美国食物药品管理局 FDA 多次表示关切：1，用畜粪喂养会有沙门氏菌污染；2，有残留农药或有害添加剂，包括狄奥锌 Dioxin 及聚氯联苯 Polychlorinatedbisphenol 等。

鲳鱼 Pomfret

热量 111 卡；蛋白质 19 克；脂肪 2 克，与鲈鱼 Sea Bass 相仿；富含 ω-3；较多的维生素 A 和少量 D，还有铁、磷、硒等。

性平味甘，益气健力。

鲮鱼 Dace

热量 95 卡；蛋白质 18 克；脂肪 2 克，与鲳鱼相仿；胆固醇 86 毫克。维生素 A 丰富，达日需量的 125%；

性平味甘。补中健胃，行气活血，利水消湿。

鲤鱼 Carp

煮熟鲤鱼：热量 162 卡；蛋白质 23 克，脂肪 7 克，均较高，其中饱和脂肪 1.4 克，单不饱和脂肪 3 克，多不饱和脂肪 1.8 克，包括 ω-3 700 毫克，ω-6 500 毫克，在少脂肪鱼类中算较高；胆固醇 84 毫克；维生素 D 达日需量的 124%（一般食物含 D 都不多），与鲶鱼相当；少量维生素 A、E；B12 丰富，B6、烟酸、泛酸等 B 族及维生素 C 也不少；磷很丰富，硒、锌、镁、铜、铁不少，钾 427 毫克，钠 63 毫克。

含嘌呤较多。痛风患者慎用。

性平味甘。功能利水，通乳。

美国人常把鲢鱼、鳙鱼、草鱼、鲫鱼等通称亚洲鲤鱼 Asian carps，因此英文名都带 carp。

鲢鱼 Silver carp

热量 104 卡；蛋白质 17.8 克，含丰富的胶原蛋白，利于结缔组织修复，皮肤抗老，美容；脂肪 3.6 克，腹部较多，ω-3、ω-6 不少，胆固醇 99 毫克；少量维生素 A、E，B；磷较多，钙、铁、镁有一些。

性温味甘，功能温中补气，润肤泽肌。

瘙痒性皮肤病人不宜食用。

鳙鱼 Big head carp

热量 100 卡；蛋白质 15.3 克；脂肪 2.2 克，ω-3、ω-6 较多，尤其于鱼头，在少脂肪鱼类中算中等或稍高；胆固醇 112 毫克；糖类 4.7 克；维生素 A、E、B 族有一些；硒、铁、钙、镁也有一些。

性偏温，味甘；能温胃、健脾、养颜、补虚。

有内热或瘙痒性皮肤病者少吃。

草鱼（鲩鱼）Grass carp

热量 120 卡；蛋白质 15 克；脂肪 6 克，包括 ω-3、ω-6 都较多，在少脂肪鱼类中是较高的；胆固醇 50 毫克；维生素 A、E，B、C 仅少量；硒较多。

性温味甘，具有暖胃、平肝、祛风、活痹等功效。有谓经期女性不宜多吃。

鲫鱼 Crusian carp

热量 101 卡；蛋白质 18 克；脂肪 2 克，与鲳鱼相仿；未能找到 ω-3、ω-6 资料；胆固醇 130 毫克。少量维生素 A、B 族、C；钾 340 毫克，钠 30 毫克，磷、硒较多，铁、钙、锌有一些。。

性平味甘；功能健脾利湿，活血通络；利于补虚，病後、产後。

非洲鲫鱼（吴郭鱼）Tilapia

热量 96 卡。蛋白质 20 克，赖氨酸很丰富，正好补米、麵的不足。脂肪 1.7 克，不饱和脂肪 60%以上，ω-3 220 毫克，ω-6 210 毫克，在少脂肪鱼类中算中等；胆固醇 50 毫克。维生素 D 达日需量的 37%，虽少于鲤鱼的 124%，也是少数含高量维生素 D 的食物之一；少量维生素 E、K；B12 丰富，B3 及其它 B 族也不少；胆碱 42.5 毫克；钾 380 毫克（日需量 4700 毫克）钠 56 毫克（应少于 2300 毫克），硒达日需量的 60%，磷、镁、铁较多。

美国食物药品管理局 FDA 表示，自外进口的非洲鲫鱼可能有沙门氏菌或残留农药污染。

鳜鱼（桂鱼）Mandarin fish

为中国特产。热量 117；蛋白质 19.9 克；脂肪 4.2 克，比很多鱼高；胆固醇 86 毫克；维生素 A 丰富，少量 E，B 族；硒丰富，还有磷、钙、锌、镁、铁等。

性平味甘；功能益脾胃，补气血。

针鱼 Needle fish

热量 108 卡；蛋白质 20 克，<u>赖氨酸含量很高</u>，可补充米麦缺少赖氨酸的不足；脂肪 2.4 克，ω-3 330 毫克；胆固醇 50 毫克。维生素 A 少量，<u>B12 丰富</u>，B6 及其它 B 族也不少；<u>硒</u>达日需量 66%，磷丰富，镁、锌、铁、铜、钙有一些。

味甘，性平或微寒；滋阴，益气，解毒。

鲶鱼 Catfish

热量 95 卡；蛋白质 16.4 克；脂肪 2.8 克，<u>ω-3 535 毫</u>克，ω-6 101 毫克，都较多；胆固醇 58 毫克；<u>维生素 D</u> 达日需量的 125%，与鲤鱼相当（一般食物含 D 都不多），少量维生素 A；<u>B12 丰富</u>，其它 B 族也不少；<u>硒、磷</u>较多，镁、锌、铁、铜有一些。

味甘，性平；滋阴，补虚，健脾，开胃，下乳，利尿。

河豚（河鲀）Puffer fish

热量 80 卡；蛋白质 20 克，脂肪 0.3 克，很少，糖类 0.2 克；<u>维生素 D</u> 达日需量 40%（一般食物含 D 都不多），维生素 B3、<u>B6、B12</u> 丰富，B2 也不少；<u>钾</u> 430 毫克，钠 100 毫克；磷、镁、锌不少。

<u>河豚毒素</u> Tetrodotoxin 和蛤蚌毒素 saxitoxin（后者主

要于受污染的贝类）为神经剧毒，比氰化钾毒 1000 倍以上，碰触也有毒，其毒主要在卵巢、血液、内脏，和皮肤，有些种类连肌肉也有毒。经 120C 高温 1 小时以上才能灭毒。

河豚甘温；滋补肝肾；祛湿止痛。

鳗 Eel

热量 184 卡；蛋白质 18.4 克；脂肪 11.7 克，很高，其中不饱和脂肪 75%，ω-3 653 毫克，ω-6 196 毫克，都不少；胆固醇 126 毫克；维生素 A 1034 微克（3447 IU ）（建议日需量 900 微克或 3000 IU），维生素 D 23.3 微克（建议日需量 20 微克。一般食物含 D 的不多），都很高；维生素 E 有一些，B12 丰富，其它 B 族也不少；胆碱 65 毫克（日需量 550 毫克），不少；磷、锌、硒较多，铁、钙有一些。

味甘性平；健脾益肾。滋阴养阳。

含嘌岭中等（100-200 毫克），痛风患者慎用。

鳝 Asian swamp eel

热量 90 卡；蛋白质 18 克；脂肪 1.4 克，ω-3 及卵磷脂多，有助脑功能；胆固醇 128 毫克；糖类 1.2 克；维生素 A 丰富，B 族不少；硒丰富，钙、铁也多，其它还有磷、锰、锌、镁等。

含有鳝鱼素，能降血糖，有利糖尿病人。

味性甘温，功能补虚损，除风湿，强筋骨。

含嘌岭中等（100-200 毫克），痛风患者慎用。

泥鳅 Loach

热量仅 81 卡；蛋白质 16 克；脂肪 2 克，其中不饱和脂肪 80%；胆固醇 175 毫克。少量维生素 A、E，B12 丰富，B6 不少；磷多，还有镁、钙、铁、锌不等。

甘平；功能补中气，除湿邪。

甲壳类 Crustacean

如节肢动物虾、蟹等，高蛋白低脂肪；脂溶性维生素很少，维生素 B12 多，其它 B 族也不少，胆碱高；硒丰富。

含嘌岭高（200-300 毫克）或很高（>300 毫克），痛风患者慎用。

虾 Shrimp & Prawn

热量 85 卡；蛋白质 20 克；脂肪只有 0.5 克，不饱和脂肪 75%，ω-3 540 毫克，比好些低脂鱼高，ω-6 28 毫克；胆固醇 161 毫克；少量维生素 A 和 E，B12 丰富，B3 等 B 族也不少；胆碱 135 毫克（25%），很多。硒达日需量的 48%，铁、磷、铜较多，锌、镁、钙也不少，钾 264 毫克（7%。日需量 4700 毫克），钠 119 毫克（4%。日限量 2300 毫克）。

<u>虾黄素</u>Astaxanthin 是强抗氧化物(P.61)。

研究显示常常吃虾可以降低血坏胆固醇 LDL，三酸甘油脂，降血压，和减少心脏病。

含嘌岭中等（100-200毫克），痛风病人适量。

虾，尤其是污染水源的虾，（主要在虾壳）可能蓄积五氧化二砷 As_2O_5，吃大量虾，又同时服用大剂量维生素 C（如 1000 毫克），会将五氧化二砷还原为三氧化二砷 AS_2O_3，即砒霜，有剧毒。但一般吃虾和富含维生素 C 的蔬果不担心中毒。

虾性味甘（咸）温或平，功能补肾壮阳，开胃化痰。

美国市场的虾 80%靠进口，主要来自东南亚渔场圈养，往往使用抗生素。虽然海关严格检查，仍难免疏漏。野生及美国渔场圈养的不含抗生素。

虾甘温；补肾壮阳，通乳。

龙虾 Lobster

热量 90 卡；蛋白质 18.8 克；脂肪 0.9 克，都与虾差不多，不饱和脂肪占 70%，仅少量 ω-3（不如虾多）；胆固醇 80.9 毫克；维生素 A、K 少量，E 稍多，B 族中 B12 多一些；<u>胆碱 90.5 毫克（16%），多；硒、铜很丰富，</u>达日需量一半以上，锌、磷也多，钙、镁不少，钾 275 毫克，钠 295 毫克。

含抗氧化物<u>虾黄素</u>Astaxanthin(P.61)。

含嘌岭中等（100-200毫克），痛风病人适量。

性温，味甘咸；功能补肾、壮阳。健胃、滋阴，安神。

蟹 crab

以蓝蟹 Blue crab 为例，热量 87 卡；蛋白质 18.1 克；脂肪 1.1 克，75%为不饱和脂肪，ω-3 320 毫克，与一些低脂鱼接近，ω-6 仅 1 毫克；胆固醇 78 毫克；维生素 B12 达日需量的 1.5 倍，叶酸、B3、其它 B 族及 C 也不少；硒为日需量的 53%，还有铜、锌、镁、磷、铁、钙等，钾 329 毫克，钠 293 毫克。

味甘咸性寒；功能理胃益气，通经散结。

民间谓与同属寒性的柿、梨等同吃，可致胃肠不适，腹泻；体质虚寒者少吃。

软体动物类 Mollusks

包括有壳的贝类如牡蛎、蚌、贝，和螺类如海螺、鲍鱼，及头足类墨鱼、鱿鱼等。

一如虾、蟹，高蛋白低脂肪；脂溶性维生素少，维生素 B12 多，其它 B 族也不少，胆碱高；锰、硒都很丰富。【比较：蔬果多锰少硒，肉类多硒少锰】

含有丰富的生磺酸，对维持脑和视网膜的发育和功能，维持肌力很重要。

蛤蚌毒素 saxitoxin 可见于受污染的贝类如淡菜、蛤蜊、生蚝和扇贝等，为神经剧毒。若有关海域有污染情况，渔业局可能暂时禁渔。人畜中毒少见。

蚌 Mussel

热量 89 卡；蛋白质 11.9 克；脂肪 2.2 克，高蛋白低脂肪，不饱和脂肪 70%以上， ω-3 483 毫克，不少， ω-6 18 毫克；胆固醇 28 毫克；胆碱 56 毫克（10%）；糖类 3.7 克；维生素 B12 达日需量的 4 倍，其它 B 族及 C 也不少，维生素 A 有一些；锰达日需量的 170%，硒 64%，铁、磷、锌多，镁、钙少量，钾 320 毫克（日需量 4700 毫克），钠 286 毫克（日限量 2300 毫克）。

淡菜，亦称贻贝，海蚌之一种，不加盐煮熟去壳而成。

营养数据参考蚌。

含嘌岭中等（100-200 毫克），痛风病人适量。

蚌味甘咸性寒；滋阴，清热，明目，解毒。

扇贝（瑶柱）Scallops

热量 88 卡；蛋白质 16.8 克；脂肪 0.8 克，高蛋白低脂肪，不饱和脂肪 75%， ω-3 215 毫克，不少， ω-6 4 毫克；胆固醇 33 毫克，胆碱 129 毫克（24%），很高，有利脑神经；糖类 2.4 克；维生素 A 少量，B 族中 B12 较多，其它都少；硒较多，磷、镁、锌也不少；钾 322 毫克，钠 161 毫克。

一如其它软体动物类，含有丰富的生磺酸（维持脑和视网膜的发育和功能，维持肌力）。

含嘌呤中等（100-200 毫克），痛风病人适量。

可能含有汞、铅、镉等重金属污染。

味咸甘，性温；滋阴，养血，补肾，调中。

蛤蜊 Clams

热量 74 卡；蛋白质 12.8 克；脂肪 1 克，高蛋白低脂肪，不饱和脂肪 70%以上，ω-3 198 毫克，与多种低脂鱼接近，ω-6 16 毫克；胆固醇 65 毫克；糖类 2.6 克；维生素 A 稍多，少量 D、E、K；B12 为日需量的 2 倍，B2 和其它 B 族、C 也不少；胆碱 129 毫克（24%），很高，有利脑神经。铁为日需量的 78%，很高，可防治缺铁性贫血；硒、锰、铜、磷、锌、钙都不少；钾 314 毫克，钠 56 毫克。

含嘌呤中等（100-200 毫克），痛风病人适量。

味咸性寒；滋阴，利水，化痰，软坚。

牡蛎（蠔）Oyster

热量 68 卡：蛋白质 7 克；脂肪 3 克，较高；又是 ω-3（685 毫克）的好来源；维生素 B12 很丰富，为日需量二倍多，其它 B 族成分也不少。锌非常丰富，达日需量的 6 倍；铜达 2 倍，硒 91%，铁、锰、磷、镁也不少。

牡蛎含有一种特别的抗氧化成分 DHMBA，其抗氧化能力比维生素 E 还强 15 倍，初步研究显示有很好的护肝作用，又能阻止低密度脂蛋白 LDL 氧化沉积于血管。

含<u>嘌岭中等</u>（100-200毫克）偏高，痛风病人适量。

牡蛎是可能污染狄奥锌 Dioxin 及聚氯联苯 Polychlorinatedbisphenol 的海产之一，又可以有金属铅、镉污染。生牡蛎可能带有<u>弧菌</u>或几种<u>病毒</u>，<u>吃生牡蛎引起疾病甚至爆发感染</u>时有所闻，小孩、孕哺、或免疫力低下者最好避免，当然最好是煮熟吃。

鲍鱼 Abalone

热量 105 卡；蛋白质 17.1 克；脂肪 0.8 克，高蛋白低脂肪，不饱和脂肪%，ω-3 90 毫克，ω-67 毫克；胆固醇 85 毫克；胆碱 65 毫克（12%），不少；糖类 6 克；维生素 E、K 丰富，B 族、C 一般；钾 250 毫克。钠 301 毫克，硒为日需量的 64%，铁、磷、铜、锌、钙不少。

含<u>嘌岭</u>中等（100-200毫克），痛风病人适量。

可能有汞、铅、镉等重金属污染。

甘咸微寒；功能补肾益精，养血润燥，除湿利尿。

田螺 Snails

热量 90 卡；蛋白质 15 克，脂肪 2.4 克；糖类 2 克，<u>维生素 E 达日需量 34%</u>，少量维生素 A；<u>B12 丰富</u>，B6、B3、B2 不少；<u>胆碱 66 毫克（12%）</u>，不少；<u>钾 395 毫克</u>，钠 70 毫克；<u>锰丰富</u>，<u>镁、铁</u>、铜、磷不少，还有锌、镁、硒。

含<u>嘌岭中等</u>（100-200毫克），痛风病人适量。

生吃田螺可能感染<u>肺吸虫</u>。<u>钉螺</u>是<u>血吸虫</u>的中间宿主。

墨鱼（花枝）Cuttlefish

热量 79 卡；蛋白质 16 克，<u>赖氨酸较多</u>（P.9），色氨酸、苏氨酸(P.10)也不少；脂肪 0.7 克，高蛋白低脂肪，ω-3 120 毫克，与一些低脂肪鱼接近；胆固醇 200 毫克；糖类 0.8 克。维生素 <u>B12、B2 很丰富</u>；<u>钾</u> 354 毫克（日需量 4700 毫克），钠 372 毫克（日限量 2300 毫克），也很高；<u>硒</u>达日需量的 81%，铜、磷丰富，<u>铁</u>为日需量 33%，还有锌、镁、钙等。

墨鱼晒干后重量剩 1/4，即墨鱼干的营养数据约高 4 倍。

含<u>嘌呤中等</u>（100-200 毫克），痛风病人适量。

墨鱼性味咸平；养血滋阴，益肾壮阳，健脾理气。

鱿鱼 Squid

热量 92 卡；蛋白质 16 克，脂肪 1.4 克，高蛋白低脂肪；<u>ω-3 490 毫克</u>，比墨鱼、章鱼高 3～4 倍，几乎没有 ω-6；<u>胆固醇</u> 233 毫克，比墨鱼高一点；糖类 3.1 克；维生素 B2 多，B6，<u>C</u> 不少，<u>胆碱</u> 65 毫克（12%），约为鸡蛋的一半；钾 246 毫克，钠 44 毫克，比墨鱼、章鱼都低；<u>硒</u>、铜不少，还有镁、钙、<u>铁</u>。

鱿鱼是 <u>ω-3</u>，胆碱，及硒、铁的好来源。

研究表明鱿鱼有利于心脏，及防治类风湿关节炎。

含嘌岭中等（100-200毫克），痛风病人适量。

汞污染比很多水产都低。

干鱿鱼的营养数据约为新鲜鱿鱼的 4 倍。

鱿鱼性味咸平；补虚养气、滋阴养颜。

章鱼 Octopus

热量 82 卡；蛋白质 15 克，脂肪 1 克，与鱿鱼、墨鱼相仿；ω-3 160 毫克；胆固醇 48 毫克，比墨鱼、鱿鱼都低；糖类 2.2 克；维生素 B12 为日需量的 3 倍，B6,C 不少；钾 350 毫克，钠 230 毫克，都不少；硒、铜、铁多，镁、钙有一些。

是 ω-3、B12，及铁、硒、铜的好来源。

含有很多生磺酸，有助降血压和胆固醇，又有助于维持肌肉力量。

研究显示常吃章鱼有助于降血压和胆固醇、三酸甘油酯；抗慢性炎症；改善认知能力，缓解抑郁；抗癌。

含嘌岭中等（100-200毫克），痛风病人适量。

可能有铅污染。建议不要吃大量，尤其孕、哺妇女。

棘皮动物 Echinoderm

海参 Sea cucumber

热量 56 卡；蛋白质 13 克，富含<u>胶原蛋白</u>，甘氨酸、谷氨酸、精氨酸丰富(P. 11-13)；脂肪 0.4 克，高蛋白低脂肪，含有必需脂肪酸及 ω-3 和 ω-6；胆固醇 51 毫克，很低；糖类 2.5 克；维生素 A，B 族均不多；钾 43 毫克，而<u>钠有 503 毫克</u>（日限量 2300 毫克），很高；钙、铁锌有一些。

含抗氧化成分多酚类黄酮(P. 62)。三萜苷 triterpene glycosides，有抗细菌，抗霉菌，抗肿瘤及加强免疫作用。海参多糖的<u>硫酸软骨素</u>，是软骨和骨的成分，有助于缓解骨关节炎如膝关节痛。

研究显示海参提取物可降血压，降胆固醇、低密度脂蛋白及三酸甘油脂。

各种海参中，黑乳参含蛋白质最高，梅花参含脂肪最多，刺参含多糖远高于其它。

<u>含嘌岭低</u>（<100 毫克）。

味甘咸，性温；补肾益精，养血润燥。

其它 Miscellaneous

鱼翅 Shark fin

干鱼翅热量 350 卡；蛋白质 84.1 克，主要是<u>胶原蛋白</u>，与鱼皮相似；脂肪 0.5 克，有很少的 ω-3；糖类 3.8 克；维生素 B 族少量；<u>硒很丰富</u>，磷、铁、镁、钙有一些。

一如鸡皮、猪皮的胶原蛋白，是结缔组织的主要成分，对维持皮肤、骨和软骨、关节、肌腱的健康很重要；但胶原蛋白消化吸收少，生物利用率低，由甘氨酸等组成，是不完全蛋白。鱼翅的其它营养成分很有限，因此所谓鱼翅汤的营养，不如说是来自其丰富的配料。

鱼翅含软骨素，有助于减少软骨磨损，减轻骨关节疼痛。

味甘咸性平；能滋阴壮阳，补中益气，润肤美容。

由于鲨鱼处于海洋食物链的高端，吞食了大量遭汞污染的海洋生物，因此蓄积含汞多，伤害神经系统和肝、肾，孕妇尤其不宜多吃鱼翅。

由于猎取沙鱼翅手法残忍，已被国际立法禁止。"鲍参翅肚"的翅已被燕窝取代。

花胶（鱼胶）Fish maw

是大鱼的鳔。热量 104 卡；蛋白质 21.9 克；脂肪 1.7克；糖类 3 克。含硒、磷、钙、铁、锌等。

一如鱼翅，花胶的蛋白质主要是胶原蛋白，为结缔组织、皮肤的主要成分，但消化吸收少，生物利用率低（参见上 鱼翅部分）。

性平味甘，滋肝补肾，益气活血，润肺养阴。

燕窝 Edible bird's nest

是金丝燕用唾液筑成的巢，用作食品和药材。

蛋白质 49.9 克，主为赖氨酸、精氨酸、胱氨酸 (P.9-12)；糖类 30.6 克；钙、铁、磷不少。

有称燕窝含表皮生长因子 Epidermal growth factor（ EGF)，能刺激细胞繁殖，修复并维护皮肤健康，又有抗凝血，强固骨骼，强心降压作用，但燕窝中含量很少，经消化破坏，被吸收的更少；又含有唾液酸，能增强记忆，延缓失智，促进免疫，抗菌抗癌，…都还需要更多研究。

味甘性平；养阴润燥，补中益气。

索引

（按汉语拼音顺序）

A

氨基酸	8	鹌鹑肉	216
鹌鹑蛋	217	澳洲坚果	140

B

巴乐（番石榴）	170	巴西坚果	139
八角	148	八角茴香	148
白腰豆	128	百香果	182
斑豆	131	板栗	141
蚌	235	苞谷（玉米）	202
孢子甘蓝	77	鲍鱼	237
菠菜	90	菠萝（凤梨）	178
菠萝蜜	185	扁豆	132
兵豆	133	比目鱼	225

C

菜豆（芸豆 四季豆）	127	蚕豆	131
草果	150	草鱼（鲩鱼）	228
鲳鱼	227	橙	156
葱	105		

D

大白菜	13	大豆（黄豆）	123
大矿物质	35	大麦	193
大米（米）	188	大头菜	85
大茴香	148	蛋白质	7
淡菜	235	胆碱	28
鲽鱼	225	豆豉	125
豆腐	124	豆浆	125
灯笼椒	102	丁香	149
冬瓜	114		

E

鹅肉	216		

F

番荔枝（释迦） 183　番茄（西红柿） 99
番石榴（巴乐） 170　番薯（甘薯） 198
鲱鱼 220　非洲鲫（吴郭鱼） 229
凤梨（菠萝） 178　凤尾鱼（鳀鱼） 221
佛手瓜 118

G

咖喱 152　柑 156
甘蓝（椰菜　高丽菜　卷心菜） 76
甘薯（番薯） 198　甘蔗 188
高粱 191　蛤蜊 236
鲑鱼（沙门鱼） 219　桂鱼（鳜鱼） 229
枸杞 103

H

哈密瓜（蜜瓜　香瓜） 120　海带（昆布） 111
海军豆（白腰豆） 128　海参 239
海苔 112　蚝（牡蛎） 236
蚝油 154　荷兰豆（雪豌豆） 130
河鲈 225　河豚（河鲀） 230
核桃 138　黑豆 125
黑麦（裸麦） 194　红毛丹（毛荔枝） 175
红豆 126　胡椒 148
胡萝卜 85　胡桃 139
葫芦 117　红椰菜 77
花椒 150　花胶（鱼胶） 241
花生 134　花枝（墨鱼） 237
黄豆（大豆） 123　黄瓜 113
黄花菜（金针菜　萱草） 94
黄米（黍） 191　茴香（小茴香） 149
黄芽白（大白菜　绍菜） 73
火鸡肉 215　火龙果 181

J

鸡肉 213　鸡蛋 214
鲫鱼 229　姜（薑） 107

姜黄	147	豇豆	128
酱油	152	芥菜	82
芥兰	79	节瓜	115
金枪鱼（鲔鱼）	223	韭菜	106
金针菜（黄花菜 萱草）			94
九层塔	108	橘（桔）	156
卷心菜（椰菜 高丽菜 甘蓝）			76

K

开心果	141	抗性淀粉	20
抗癌成分	64	空心菜	89
苦瓜	116	昆布（海带）	111

L

辣椒	101	酪梨（牛油果）	179
梨	160	李（梅）	164
藜麦	196	鲤鱼	227
荔枝	175	莲藕	98
莲雾	183	鲢鱼	228
鲮鱼	227	榴莲	184
龙虾	233	龙眼	176
芦笋	87	鹿肉	211
鲈鱼	225	绿豆	130
萝卜	84	罗勒（九层塔）	108
裸麦（黑麦）	194		

M

马鲛鱼（鲭鱼）	218	马铃薯	199
鳗	231	芒果	177
毛荔枝（红毛丹）	175	梅（李）	164
眉豆	128	莓果	169
米（大米）	188	猕猴桃（奇异果）	180
蜜瓜（哈密瓜 香瓜）	120	绵羊肉	220
蘑菇（香菇）	109	墨鱼（花枝）	238
木耳	110	木瓜	118
牡蛎	236	木薯	201

N

南瓜 115　　泥鳅 232
鲶鱼 230　　柠檬 157
牛皮菜 92　　牛肉 209
牛油果（酪梨） 179

P

枇杷 172　　嘌呤 48
苹果 161　　葡萄 173
葡萄柚（西柚） 157

Q

奇异果（猕猴桃） 180　　奇亚子 146
荞头 105　　荞麦 195
茄子 100　　芹菜 95
青江菜 75　　青稞 194
鲭鱼（马鲛鱼） 219　　秋葵 94
秋子甘蓝 77

R

肉桂 151　　乳鸽肉 216

S

沙丁鱼 220　　沙葛 201
沙门鱼（鲑鱼） 219　　鳝 231
扇贝（瑶柱） 235　　山药（薯蓣） 199
山羊肉 211　　山楂 168
山竹 184　　绍菜（大白菜） 73
升糖指数 18　　升糖负荷 20
生菜 88　　柿 165
石斑鱼 226　　释迦 183
石榴 169　　蒔萝 152
食用纤维 45　　黍（黄米） 191
薯蓣（山药） 200　　丝瓜 118
四季豆（菜豆 芸豆） 127　　松子 143
粟（小米） 190　　蒜 106
酸橙 157

T

糖类	17	碳水化合物	17
桃	162	鳀鱼（凤尾鱼）	221
甜菜头	93	田螺	237
茼蒿	98	兔肉	212

W

豌豆	129	微矿物质	41
微量元素	41	维生素（水溶性）	22
维生素（脂溶性）	31	鲔鱼（金枪鱼）	223
蕹菜（空心菜）	89	莴笋（莴苣）	88
吴郭鱼（非洲鲫）	229	无花果	171

X

西瓜	119	西红柿（番茄）	99
西芹	95	西兰花	81
西洋菜	83	西柚（葡萄柚）	157
虾	232	苋菜	91
苋菜籽	92	香菜（芫荽）	97
香瓜（哈密瓜 蜜瓜）	120	香菇（蘑菇）	109
香蕉	159	香芹	96
小白菜	75	小扁豆（兵豆）	133
小茴香	149	小麦	191
小米（粟）	190	蟹	234
杏	163	杏仁	136
萱草（金针菜）	94	雪里红（蕻）	82
雪豌豆（荷兰豆）	130	鳕鱼	224
鲟鱼	222		

Y

鸭蛋	215	亚麻子	144
鸭肉	214	燕麦	195
燕窝	241	洋葱	104
羊角菜（秋葵）	94	羊肉（绵 山）	210
洋桃	174	腰果	137
瑶柱（扇贝）	235	椰菜花	80

椰菜（卷心菜　高丽菜　甘蓝）　76

椰子　186　硬粒小麦　192

樱桃　179　鹰嘴豆　133

鳙鱼　228　柚　157

油菜叶　76　油桃　162

鱿鱼　238　鱼翅　240

鱼胶（花胶）　241　鱼露　153

鱼籽　223　鱼子酱　222

玉米（苞谷）　202　芋头　200

羽衣甘蓝　78　芫荽（香菜）　97

芸豆　127　洋蒲桃　183

Z

枣　166　枣椰　167

章鱼　239　针鱼　230

榛子　142　致癌成分　57

脂肪　14　芝麻　143

猪肉　205　竹笋　86

紫菜（海苔）　112　孜然　151

自由基和抗氧化　51　鳟鱼　221

各种食物的营养特点

Nutritional characteristics of various foods

编　著　曾庆斯

封　面　曾　姗

印　制　Lulu Press

经　销　Amazon Books

lulu.com Bookstore

版　次　2022 年新一版